Elisabeth Kasten · Carola Utecht · Marcus Waselewski

Den Alltag demenzerkrankter Menschen neu gestalten

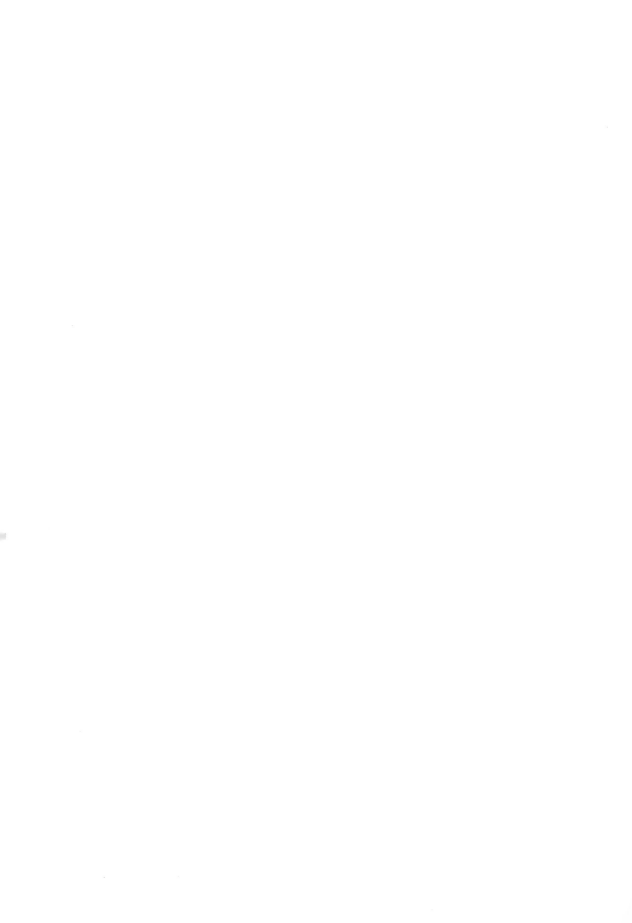

Elisabeth Kasten · Carola Utecht · Marcus Waselewski

Den Alltag demenzerkrankter Menschen neu gestalten

Neue Wege in der Betreuung und Pflege von Bewohnern mit gerontopsychiatrischen Verhaltensauffälligkeiten

schlütersche

Bibliografische Information der Deutschen Bibliothek
Die Deutsche Bibliothek verzeichnet diese Publikation in der Deutschen Nationalbibliografie; detaillierte bibliografische Daten sind im Internet über http://dnb.ddb.de abrufbar.

ISBN 3-89993-118-1

© 2004 Schlütersche Verlagsgesellschaft mbH & Co. KG,
  Hans-Böckler-Allee 7, 30130 Hannover

Alle Rechte vorbehalten. Das Werk ist urheberrechtlich geschützt. Jede Verwertung außerhalb der gesetzlich geregelten Fälle muss vom Verlag schriftlich genehmigt werden.
Die im Folgenden verwendeten Personen- und Berufsbezeichnungen stehen immer gleichwertig für beide Geschlechter, auch wenn sie nur in einer Form benannt sind.
Ein Markenzeichen kann warenrechtlich geschützt sein, ohne dass dieses besonders gekennzeichnet wurde.

Satz: PER Medien+Marketing GmbH, Braunschweig
Druck: AALEXX Druck GmbH, Großburgwedel

Inhalt

Einleitung: Neue Wege – warum? 9

1 Bedürfnisse demenziell Erkrankter als Orientierungsrahmen 11

2 Beschreibung der Zielgruppe 17
  2.1 Diagnostik einer Demenzerkrankung 18

3 Auszüge aus den Studienergebnissen 21
  3.1 Soziodemografische Erhebungsergebnisse 21
  3.2 Gerontopsychiatrische Diagnosen 22
  3.3 Gerontopsychiatrische Leistungsstandards 24
  3.4 Gerontopsychiatrisch bedingte Pflegeprobleme 26
  3.4.1 Beziehungen zwischen medizinischer Diagnose und demenztypischen Störungsbildern bzw. Depressionen 27

4 Das Projekt in Zörbig 29
  4.1 Am Anfang stand die Idee 29
  4.2 Projektinitiierung 29
  4.3 Ablauf 31
  4.4 Zeitschiene 34

5 Darstellung des Leistungsspektrums 37
  5.1 Allgemeine Handlungsgrundsätze 37
  5.2 Direkte und indirekte Pflegeleistungen und hauswirtschaftliche Versorgung 37
  5.3 Gerontopsychiatrische Arbeitshilfen 37
  5.4 Besonderheiten der Pflegedokumentation 39
  5.5 Beschreibung der Ausstattung 39
  5.5.1 Räumlich, infrastrukturelle und sächliche Ausstattung, finanzielle Mittel 39
  5.5.2 Personelle Ausstattung 45

6 Besondere Konzepte 49
  6.1 Sozial- und Pflegeaspekt 49
  6.1.1 Biografie/biografische Grundhaltung 50
  6.1.2 Planung des Pflegeprozesses 50
  6.1.3 Bezugspflege 51
  6.1.4 Normalitätsprinzip 51
  6.1.5 Alltagsgestaltung 52
  6.1.6 10-Minuten-Aktivierung 52
  6.1.7 Integrative Validation (nach N. Richard) 52
  6.1.8 Basale Stimulation 54
  6.1.9 Snoezelen 54

	6.1.10	Einbeziehung eines Mitarbeiters mit ergotherapeutischen Kenntnissen	55
	6.1.11	Fallbesprechung	55
	6.1.12	Dienstübergaben und Besprechungen	56
	6.1.13	Ausweichmöglichkeiten für Pflegekräfte	56
	6.2	Hauswirtschaftliche Aspekte	56
	6.2.1	Küche	56
	6.2.2	Reinigung	58
	6.2.3	Wäsche	58
	6.3	Tagesablauf	59
	6.4	Kommunikationsstrukturen in der Einrichtung	60
	6.4.1	Externe Kommunikation	60
	6.4.2	Interne Kommunikation	61
	6.5	Fort- und Weiterbildung	62
	6.5.1	Fortbildungsbedarf Mitarbeiter	62
	6.5.2	Fortbildungsbedarf Ehrenamtliche	62
	6.5.3	Fortbildungsbedarf Angehörige	63
	6.5.4	Fortbildungsbedarf externe Mitarbeiter	64
7	**Qualitätsentwicklung/-sicherung**		**65**
	7.1	Qualität, Qualitätsmanagement und Qualitätsmanagementsysteme	65
	7.2	Internes Qualitätsmanagement als Qualitätssicherungsinstrument	65
Anhang			**67**
	1.	Angaben zur Einrichtung	69
	2.	Fragebogen zur Biografiearbeit	77
	3.	Finanzplanung	85
	4.	Kommunikationsstrukturen in der Einrichtung	86
	5.	Mitarbeiterschulung/Schulung Ehrenamtlicher	92
	6.	Arbeitshilfen	93
	7.	Besprechungsprofil	113
	8.	Mini-Mental-Status-Test (MMST)	114
	9.	Erfassungsbogen für Verhaltensauffälligkeiten NOSGER/Cohen-Mansfield	116
	10.	Protokoll der Klausurtagung vom 26. Juni 2002	123
	11.	Gerontopsychiatrische Anamnese – AEDL nach Monika Krohwinkel	128
	12.	Leistungsnachweise	136
Literatur			**153**
Die Autoren			**156**
Register			**157**

Danksagung

Wir möchten die Gelegenheit nutzen, Worte des Dankes an diejenigen zu richten, denen die Realisierung dieses Projektes im Wesentlichen zu verdanken ist: den Mitarbeiterinnen und Mitarbeitern unserer Einrichtung.

Die im Jahr 2003 begonnenen strukturellen Veränderungen und Umgestaltungen unseres Hauses sind ganz wesentlich von allen Mitarbeiterinnen und Mitarbeitern angestoßen, mitgestaltet und mitgetragen worden. Nur so konnte es erreicht werden, den 2. Wohnbereich zu einem Bereich für gerontopsychiatrisch veränderte Menschen umzugestalten und dort zwei kleine eigenständige Bereiche entstehen zu lassen, in denen Pflege und Betreuung dementer Bewohner im Vordergrund steht und unter optimalen Bedingungen erfolgen kann.

Die dafür notwendigen Vorbereitungen in der Ausarbeitung und Gestaltung des Konzeptes, in der Planung und der konkreten Umsetzung einzelner Maßnahmen wären ohne das Engagement der Mitarbeiterinnen und Mitarbeiter nicht durchführbar gewesen.

Die vielen einzelnen Schritte, von den ersten Überlegungen, der ersten Phase der Planung, der Ausarbeitung des Konzeptes, bis hin zur Gestaltung des Wohnbereiches und des Alltages für unsere Bewohner in diesem Bereich erforderten erhöhte und besondere Anstrengungen aller Beteiligten.

Das Ergebnis, die Zufriedenheit unserer Bewohner und der gelungene Versuch, eine qualitätsgerechte und an den hohen Standards der Betreuung dementer Menschen orientierte Pflege und Betreuung zu etablieren und zu gewährleisten, spricht für den Geist der Mitarbeiterschaft in unserem Haus, und dafür möchten wir allen Mitarbeiterinnen und Mitarbeitern unseren herzlichen Dank aussprechen.

Ebenso richten wir ein Wort des Dankes an den Geschäftsführer der Caritas-Trägergesellschaft St. Mauritius gGmbH in Magdeburg (ctm), Herrn Stockhausen, durch dessen Entscheidung die Realisierung des Projektes möglich wurde.

Zum Abschluss möchten wir unserer Hoffnung auf eine weitere gute Zusammenarbeit Ausdruck verleihen; damit wir es gemeinsam schaffen, die anstehenden und kommenden Herausforderungen für unser Haus und im Sinne unserer Bewohner anzunehmen und gemeinsam zu meistern.

Zörbig, im März 2004

Carola Utecht
Elisabeth Kasten
Marcus Waselewski

Einleitung: Neue Wege – warum?

Gerontopsychiatrische Pflegeprobleme nehmen im professionellen Pflegealltag stetig zu und sie werden es in naher Zukunft noch mehr tun.

Zunächst müssen wir uns den Rahmenbedingungen, den zunehmenden Veränderungen in der Pflegepolitik und den neuen Erkenntnissen aus der Pflegeforschung annehmen und sie thematisieren. Jede theoretische Erkenntnis hat nur dann Sinn, wenn sie im Rahmen ihrer Anwendbarkeit in der Praxis überprüft wird. Jedes theoretische Wissen, jedes aufgeschriebene Wort hilft dem pflegebedürftigen Menschen nur dann, wenn es an der arbeitenden, liebevoll ausgestreckten Hand der Pflegenden ankommt und Umsetzung findet. Der Weg, neue Erkenntnisse in die Praxis umzusetzen, kann meist über ein Projekt die Hürde in den Alltag, die von Angst und Überforderungsgefahr geprägt ist, nehmen.

Durch Projekte können Veränderungsnotwendigkeiten erkannt und Veränderungen gesteuert werden. Darin liegt auch die Antwort, welchen Zweck Projekte in Altenpflegeheimen haben. Festgefahrene Organisationsstrukturen und eingefahrenes Fachdenken kann so aufgebrochen werden. Des Weiteren haben Projekte den Vorteil, dass sie auf einer weiten Basis von Mitarbeitern gestützt werden.

Jeden Tag sieht man es, liest man es, hört man es: Die Lebenserwartung nimmt stetig zu. Durch das zunehmende Alter im Rahmen der demografischen Entwicklung und der damit zunehmenden Pflegebedürftigkeit wird der gesellschaftliche Anspruch an die Pflege immer größer. Die Zunahme der an Demenz Erkrankten und ihre angemessene Betreuung gestalten sich durch finanzielle und personelle Engpässe immer schwieriger. Die Entwicklung der Bewohnerstruktur, d. h. die Zunahme der Bewohnerschaft in Altenpflegeheimen mit demenziellen Erkrankungen, fordert die Pflegeprofession jedoch gerade dazu auf, praktikable Konzepte zu entwickeln.

Der von Pflegenden gesehene Bedarf und die Notwendigkeiten einer Loslösung von starren Pflege- und Betreuungsformen war ursächlich Grund dafür, ein Konzept für die Betreuung und Pflege von Bewohnern mit gerontopsychiatrischen Verhaltensauffälligkeiten zu entwickeln und seine Umsetzung zu bewirken.

Die Pflege alter und hilfebedürftiger Menschen, insbesondere die Pflege von Menschen mit gerontopsychiatrischen Veränderungen, heißt nicht Versorgung, sondern erlebnis- und bedürfnisorientierte Betreuung in stationären Einrichtungen der Altenhilfe, oder kurz gesagt: Zurück in den Alltag.

Marcus Waselewski

1 Bedürfnisse demenziell Erkrankter als Orientierungsrahmen

Der Mensch hat verschiedene Bedürfnisse. Der Psychologe *Abraham Maslow*, Mitbegründer und Vertreter des humanistischen Ansatzes zum Verständnis der Persönlichkeit, vertrat die Auffassung, dass die Psychologie sich zu sehr auf die Schwächen der Menschen konzentriert. Er vertrat die Auffassung, dass der Mensch im Grunde seines Seins gut und ihm das Streben nach Entfaltung und Selbstverwirklichung angeboren sei. Der Wunsch nach Selbstverwirklichung trete jedoch erst dann in den Vordergrund, wenn andere Bedürfnisse befriedigt seien. So entwickelte *Maslow* das hierarchische Modell der Bedürfnisse – die Bedürfnispyramide.

Maslow bildete aus den Bedürfnissen des Menschen eine fünfstufige Pyramide (siehe Abbildung 1). Die unterste und breiteste Stufe nehmen die physiologischen Grundbedürfnisse wie Atmung, Nahrung, Ruhe, Schlaf, Sexualität und Wärme ein. Darauf folgt die zweite Stufe, das Bedürfnis nach Sicherheit. Auf der dritten Stufe sind Liebe, Zugehörigkeit, Zuneigung, Geborgenheit, Zärtlichkeit, Kontakt und Kommunikation angesiedelt. Die vierte Stufe umfasst Dinge wie Anerkennung, Aufmerksamkeit und Wertschätzung. Die fünfte Stufe wird vom Bedürfnis nach Selbstverwirklichung und Selbstentfaltung eingenommen. Wenn Bedürfnisse bis dahin befriedigt sind, stellt sich das Bedürfnis nach Transzendenz

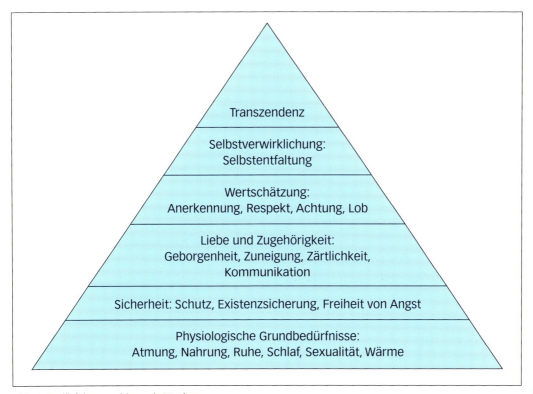

Abb. 1: Bedürfnispyramide nach *Maslow*.

ein. Das Bedürfnis des Menschen nach dem Letzten, das über das Bedürfnis der Selbstverwirklichung hinausgeht: Die Suche nach dem im Jenseits liegende Identität.

Es ist unumstritten, dass die Grundbedürfnisse eines jeden Einzelnen befriedigt werden müssen. Gesunde Menschen können in der Regel für sich selbst und ihre Bedürfnisse sorgen bzw. die Bedürfnisse bzw. deren Nicht-Befriedigung zum Ausdruck bringen. Bei gerontopsychiatrisch veränderten Menschen ist eine Bedürfnisbefriedigung bzw. deren Äußerung nur im eingeschränkten Maße möglich. Daher muss für die Pflegenden der Anspruch bestehen, die möglichen Bedürfnisse zu »erspüren« und für ihre Befriedigung zu sorgen. Insbesondere muss darauf geachtet werden, dass Pflegekräfte nicht ihre eigenen Bedürfnisse auf die zu Pflegenden widerspiegeln und meinen, diese hätten die gleichen Bedürfnisse. Die »Kunst« des Pflegens liegt daher darin, die Bedürfnisse der anderen zu erkennen, adäquat darauf zu reagieren und Erkenntnisse in die tägliche Arbeit einfließen zu lassen. Es geht eben nicht darum, in der Pflege ausschließlich die physiologischen Grundbedürfnisse nach *Maslow* zu befriedigen. Insbesondere bei Menschen mit gerontopsychiatrischen Veränderungen sind auf Bedürfnisse wie Sicherheit, Schutz, Geborgenheit, Zuneigung und Kommunikation einzugehen. Aufgrund von Verlusten ist die Bedürfnisbefriedigung hier besonders wichtig. Oft jedoch werden diese Bedürfnisse vernachlässigt, obwohl ihre Befriedigung entscheidend die Lebensqualität dieser Menschen beeinflusst.

Eine ausführliche Informationssammlung kann Auskunft über die individuellen Bedürfnisse demenziell Erkrankter geben. Diese Informationen können durch Aussagen von Betroffenen selbst (bedingt), deren Angehörigen oder durch Beobachtungen des Pflege- und Betreuungspersonals gesammelt werden. Bei der Beobachtung ist es notwendig, dass keine einmalig situativen Beobachtungen als Grundlage benutzt werden. Häufiger gemachte Beobachtungen sichern die Erkenntnisse. Weiterhin ist für die Bedürfnisermittlung wichtig, dass das Verhalten und die Reaktionen von demenziell Erkrankten auch verstanden und gedeutet werden können. *Leptihn* hat dazu eine Aufstellung erarbeitet, die für beobachtende Pflegekräfte eine gute Arbeitshilfe darstellen kann (siehe Tabelle 1).[1]

Tabelle 1: Verhalten und seine Ursachen.

Beobachtetes Verhalten	mögliche Ursache für das Verhalten bzw. mögliches Bedürfnis
Apathie	Depression, Angst des Alleinseins, Kontaktmangel
Unruhe, Aggressivität	Verlust des Sicherheitsgefühls, Hunger, Durst, Schmerzen, Fehlen des Geborgenheitsgefühls
Nicht erklärbare Handlungen	Wunsch nach Selbstentfaltung, Selbstverwirklichung, Fehlen des Anerkennungs- und Respektgefühles
Weglauftendenzen	Wunsch nach Geborgenheit, Zuneigung, Suche nach vertrauten Personen, Sicherheitsbedürfnis

---

[1] vgl. *Leptihn, T.:* Guter Wille allein reicht nicht. Psychosoziale Arbeitshilfen. Band 8. Psychiatrie-Verlag, 1998:16.

Erkennen, Berücksichtigen und Befriedigen von Bedürfnissen sind elementare Bausteine für die Erarbeitung eines Leitbildes. Das Leitbild muss den »roten Faden« in der täglichen Arbeit darstellen. Dabei ist es eine besondere Herausforderung, dies für demenziell Erkrankte zu tun.

Demenz ist eine Herausforderung; eine Herausforderung für die Altenhilfe, eine Herausforderung für alle Beteiligten. Demenz ist aber auch eine Herausforderung an das Denken. Wenn das Thema Demenz etwas mit Denken zu tun hat, dann geht es nicht um das Denken allein, sondern um das Umdenken in der Altenhilfe. Wer sich mit dem Thema Demenz auseinandersetzt, muss einen neuen Denk-, Sicht- und Standpunkt entwickeln. Wenn man für seine Arbeit einen neuen Standpunkt gewinnen will, steht an der Handlungsbasis immer die Entwicklung eines Leitbildes. Bei einer Leitbildentwicklung müssen einzelne Bedürfnisbausteine hinsichtlich ihrer Einbettung in die Rahmenbedingungen betrachtet werden. So schließt sich der Kreis: Betrachtung dessen, was uns umgibt und Berücksichtigung der Bedürfnisse der zu Pflegenden.

Betrachtet man das Wort Demenz unter dem medizinischen Aspekt, so kommt man zunächst zum zu Grunde liegenden lateinischen Begriff der »de mens«. Wortwörtlich übersetzt, heißt dies »ent-« (de) und »Geist, Vernunft oder Verstand« (mens). Würde man hier nun die Begrifflichkeit im Zusammenhang übersetzen, könnte man Demenz mit »Entgeistigung«, »Entvernünftigung« und »Entverständigung« übersetzen. Aus der Begrifflichkeit »Entverständigung« lässt sich bereits ein Problembereich in der Betreuung von demenziell Erkrankten ableiten. Hierbei ist der Bereich der Kommunikation, der Verständigung, gemeint.

Eine These von *Tom Kitwood* lautet, dass durch die Anwendung der medizinischen Definition der Mensch »ent-menschlicht« und damit »ent-persönlicht« wird. Was verstehen wir nun gesellschaftlich unter Persönlichkeit bzw. Personsein? Was macht für uns Person aus, was verbinden wir mit Person? Hierzu gehören Begriffe wie Bewusstsein, Erkenntnis, Vernunft, Verstand, Logik, Rationalität, freier Wille, Handlungsvollmacht und Autonomie (siehe Abbildung 2).

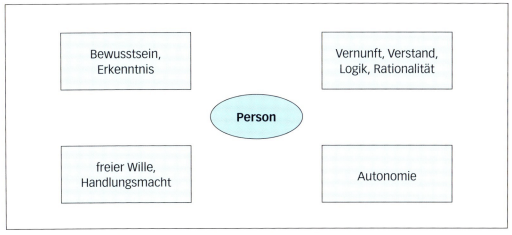

Abb. 2: Die Facetten des Personseins.

Diese Begrifflichkeiten bringen wir in engen Zusammenhang mit dem Begriff der Person. Eine Person ist jemand, der »Ich« sagen kann, der durch selbstständiges Denken – in Abgrenzung von anderen Lebewesen, die nach Instinkt handeln – Entscheidungsfreiheit genießt.

Wenn Demenz ein Defizit in den Bereichen der assoziierten Begriffe hervorruft, könnte man vermuten, dass dies auch einen Schaden an der Person anrichtet. Die Frage ist aber nicht, welche Schäden auftreten, sondern was macht eine Person aus? Wodurch wird eine Person zu einer Person? Zwei Personen sind Personen, wenn sie »Ich« sagen können und in Verbindung stehen und demzufolge »Du« sagen können. *Martin Buber* hat Anfang des 19. Jahrhunderts bereits verdeutlicht, dass ein »Ich« nur zum »Ich« werden kann, wenn es »Du« sagen kann.

Dies kann nur entstehen, wenn eine »Ich-Du-Beziehung« existiert. Unter dem Aspekt der »Ich-Du« und der »Ich-Es-Beziehung« in der Demenzarbeit wird auf das Kapital 1.6 verwiesen. Pflegekräfte müssen in der Arbeit mit demenziell Erkrankten hier eine neue Sichtweise einnehmen. Die Frage heißt: »Was verstehen wir unter dem Begriff Mensch? Was verstehen wir darunter?«

Was verbinden wir mit dem Menschen? Sofort fallen uns Begrifflichkeiten wie Würde, Transzendenz, Geschöpf, Verantwortung, Individualität und Sozialität ein. Menschen sind zwar in gewisser Weise Individualisten, jedoch auf soziale Bindungen angewiesen. Soziale Beziehungen sind daher lebens-notwendig. Die Geschichte des Menschen, der Menschheit insgesamt, die persönliche Geschichte (Biografie), die persönliche Entwicklung und Veränderungen machen Menschsein aus. Begrifflichkeiten wie Stärken, Schwächen, Ressourcen, Grenzen sind Begrifflichkeiten, die wir mit Mensch, Menschlichkeit verbinden. Gefühle, Emotionalität, Sexualität, Intimität machen Menschsein aus (siehe Abbildung 3).

Was macht Demenz aus, wo richtet sie Schäden an? Es ist festzustellen, dass lediglich im Bereich der Rationalität Defizite auftreten. Alle anderen Bereiche erfahren keine Einschränkung. Vielmehr werden diese Bereiche gestärkt, um Bereiche wie Rationalität auszugleichen.

Andere Bereiche werden primär in den Vordergrund gehoben – anders als bei uns, die wir insbesondere im Bereich der Rationalität leben. Da dies so ist, müssen Pflegekräfte ihre Aufgabe darin sehen, diese Bereiche besonders zu fordern. Demenz ist daher primär nicht unter medizinischen Aspekten zu sehen.[2] Das Problem der Demenz ist weniger ein medizinisches Problem. Es entsteht mehr in der Interaktion, in der Beziehung und im Milieu. Daraus wird deutlich, dass die rationale Welt keine Handlungsgrundlage für einen Demenzkranken darstellt. Die für Pflegekräfte rationale Welt ist damit für einen demenziell Erkrankten schwierig. Was aber braucht ein Demenzerkrankter? Welche Bedürfnisse hat er – neben den körperlichen (physiologischen) Grundbedürfnissen wie z. B. Essen, Trinken, Schlafen, Ausscheidung?

---

[2] vgl. *Kitwoods* Theorie zur Auflösung des Medizinischen Standardparadigmas.

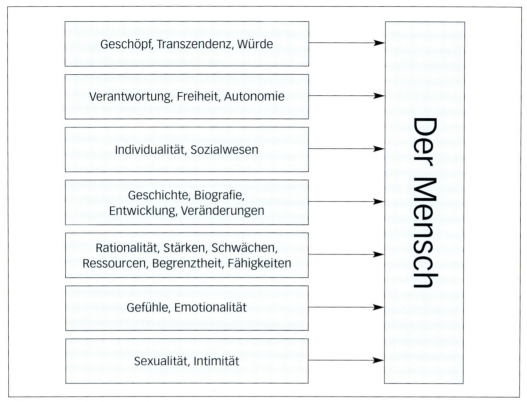

Abb. 3: Was macht den Menschen aus?

Das erste Bedürfnis in Anlehnung an *Kitwood* ist **Trost**. Mit diesem Begriff werden Werte wie z. B. Wärme, Zärtlichkeit, Geborgenheit, Geborgensein, menschliche/körperliche Nähe assoziiert.[3] Diese Trostbedürfnissen sind Grundlage für verschiedene therapeutische Ansätze wie Basale Stimulation, Snoezelen, Aromatherapie etc.

Zweites Grundbedürfnis nach *Kitwood* ist das Bedürfnis nach **Bindung**. Demenzerkrankte entwickeln sich in ihrem rationalen Denken zurück. Im Rahmen der Rückentwicklung zeigt sich hier das gleiche Bindungsbild wie bei Kleinkindern, nämlich eine extreme primäre Bindungsnotwendigkeit[4]. Die Notwendigkeit der primären Bindung an eine bestimmte Persönlichkeit führt sehr schnell zur Beziehungspflege.

Das Bedürfnis nach **Einbeziehung**, nach Zugehörigkeit und Einbindung zu und in eine(r) soziale(n) Gruppe ist bei demenziell Erkrankten besonders stark ausgeprägt.[5] Entsprechend dem Familiengedanken, der sich in diesem Grundbedürfnis widerspiegelt, wurde die 4. Ge-

---

[3] In diesem Zusammenhang sei auf die Bedürfnispyramide nach *Maslow* hingewiesen. Die von *Kitwood* assoziierten Begrifflichkeiten finden sich bei *Maslow* unter der Bedürfnisstufe »Liebe und Zugehörigkeit« wieder.
[4] Durch Bindung wird das Gefühl von Sicherheit gestärkt. So kann hier ein Bezug zur Maslowschen Bedürfnispyramide aufgezeigt werden – das Bedürfnis nach Sicherheit, Zugehörigkeit und Wertschätzung.
[5] In Bezug auf die Maslow-Pyramide sind hier Anteile der Bedürfnisstufen »Wertschätzung«, »Liebe und Zugehörigkeit« und »Sicherheit« wiederzufinden.

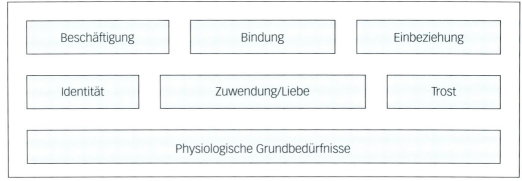

Abb. 4: Die Elemente des Bedürfnisses nach Liebe (nach *Kitwood*).

neration des Altenpflegeheimbaus, das Hausgemeinschaftskonzept, entwickelt (siehe weiter unten).

Als weiteres Bedürfnis sei das Bedürfnis nach **Beschäftigung** genannt. Beschäftigung heißt hier nicht Aktivierung in direktem Sinne. Beschäftigung heißt hier, dass demenziell Erkrankten die Möglichkeit eröffnet werden muss, auf ihre Umgebung einwirken zu können.[6] Dadurch wird zum einen die Möglichkeit des Einwirkens auf die Umwelt gegeben, zum anderen kann hier das frühere Erleben in der eigenen Vergangenheit berücksichtigt werden.

Demenziell Erkrankte haben das Bedürfnis, sich selbst identisch (**Identität**) zu sein. D. h. sie brauchen die Möglichkeit, sich mit ihrem eigenen Leben zu identifizieren; mit ihrer eigenen Lebensgeschichte; mit dem, was sie erlebt haben, mit der Geschichte, die sie durchlebt haben, die unterschiedlichen Rollen innerhalb ihrer Biografie, mit der Geschichte die sie durchlaufen haben, mit den Geschichten, die sie erzählen. Das sind **ihre** Geschichten, mit denen sie sich identifizieren wollen. Diese eigene Identität müssen sie leben, erleben können. Sie müssen identisch mit sich selber sein können, ohne von unseren rationalen Ansichten überhäuft zu werden.[7]

Diese einzelnen Elemente der Bedürfnisse fast *Kitwood* unter dem Begriff des »allumfassenden« Bedürfnisses – der Liebe – zusammen (siehe Abbildung 4).

Diese primären Bedürfnisse müssen Grundlage für jedes pflegerische und betreuende Handeln sein und damit als Definitionsgrundlage als Leitbildgedanke aufgenommen und sowohl in der theoretischen als auch in der praktischen Arbeit genutzt werden.

---

[6] Die Beschäftigung ermöglicht es, dem Maslowschen Grundbedürfnis nach Selbstverwirklichung und der Wertschätzung gerecht zu werden

[7] Identität vermittelt das Gefühl der Sicherheit und der Selbstverwirklichung nach *Maslow*.

2 Beschreibung der Zielgruppe

Um sich der Personengruppe mit gerontopsychiatrischen Verhaltenauffälligkeiten pflegeprofessionell gegenüber stellen zu können, muss zunächst jede Betreuungs- und Pflegekraft das Krankheitsbild Demenz kennen, das kurz dargestellt werden soll:

In der wörtlichen Übersetzung aus dem Lateinischen heißt »Demenz« so viel wie »der Geist ist weg«. Damit ist das Hauptmerkmal einer Demenzerkrankung treffend umschrieben: der Verlust der geistigen Fähigkeiten. Dieser Verlust beruht auf Veränderungen des Gehirns und führt zu schweren Beeinträchtigungen im täglichen Leben.

Der Oberbegriff »Demenz« umfasst eine Reihe von Krankheitsbildern verschiedener Ursachen und unterschiedlichen Verlaufs. Für schwer wiegende Einbußen des geistigen Leistungsvermögens wird aber nicht nur der Begriff »Demenz« verwendet:

»Demenzielle Erkrankungen« und/oder »demenzielle Prozesse« sind direkt vom Wort Demenz abgeleitet und wollen die Vielschichtigkeit dieser Erkrankung und ihres zumeist langwierigen Verlaufes zum Ausdruck bringen.

Die Bezeichnungen »Hirnleistungsschwäche« und »Hirnleistungsstörung« sowie die medizinischen Fachbegriffe »zerebrale Insuffizienz« und »chronisches zerebrales Syndrom« sind weitgefasste Sammelbegriffe für Leistungsminderungen und Krankheiten des Gehirns.

»Psychoorganisches Syndrom« und »Hirnorganisches Psychosyndrom« sind Oberbegriffe für eine Vielzahl psychischer, d. h. auf die seelische Befindlichkeit wirkenden Erkrankungen, die infolge organischer Veränderungen auftreten. Unter Demenz wird eine Form dieser psychischen Erkrankung mit organischer Ursache verstanden. Differenzialdiagnostische Begriffe wie »vaskuläre Demenz«, »Zerebralsklerose« oder »Morbus Alzheimer« verweisen auf demenzverursachende Erkrankungen.

Im Zusammenhang mit einer Demenz wird häufig auch von »Verwirrtheit« gesprochen. Verwirrtheit ist eine häufige Begleiterscheinung einer Demenz, kann aber unabhängig von einer demenziellen Erkrankung auftreten. Verwirrtheit ist somit kein wissenschaftlich korrekter Begriff. Er verdeutlicht jedoch in seiner Anschaulichkeit, wie diese Krankheit das Leben der Betroffenen und ihrer Angehörigen beeinträchtigen und »verwirren« kann.

Als umfassendste Formulierung des Demenzbegriffes gilt die Definition der *Weltgesundheitsorganisation* (WHO) aus dem Jahr 1986: »*Demenz ist eine erworbene globale Beeinträchtigung der höheren Hirnfunktion einschließlich des Gedächtnisses, der Fähigkeit, Alltagsprobleme zu lösen, sensomotorische und soziale Fertigkeit der Sprache und Kommunikation, sowie der Kontrolle emotionaler Reaktionen, ohne Bewusstseinsstörungen. Meistens ist der Verlauf progredient (fortschreitend), nicht notwendigerweise irreversibel.*«

In der Vergangenheit wurde der Demenzbegriff mit einem unheilbaren, fortschreitenden Hirnleiden in Zusammenhang gebracht. Mit der Definition der WHO wird jedoch verdeutlicht, dass nach heutigen Erkenntnissen keine sichere Prognose zum Krankheitsverlauf gestellt werden kann, d. h. reversible Abläufe sind möglich.

Ein wesentliches Merkmal einer Demenz ist der Verlust der geistigen Leistungsfähigkeit. Was genau ist darunter zu verstehen? Woran im Einzelnen ist eine Demenz zu erkennen?

2.1 Diagnostik einer Demenzerkrankung

Der Verdacht einer Demenzerkrankung besteht, wenn folgende Beschwerden diagnostiziert werden:
- Beeinträchtigungen des Kurzzeit- und Langzeitgedächtnisses
- Auftreten einer der folgenden Störungen:
  - Abnahme der Urteilsfähigkeit und des Denkvermögens
  - Sprachstörungen
  - Störungen von Handlungs- und Bewegungsabläufen und der sinnvollen Nutzung von Gegenständen
  - Störungen des Erkennens

Die Folgen der Demenzen sind je nach Schweregrad der Erkrankung unterschiedlich ausgeprägt. Sie reichen von weitgehender Unauffälligkeit bis hin zu umfassender Pflegebedürftigkeit.

Für das Erscheinungsbild einer Demenz ist zudem nicht nur die jeweilige Krankheitsphase, sondern auch die Lebensgeschichte und die Persönlichkeit des Kranken von Bedeutung. Die Demenz besitzt also in jedem Fall ein sehr persönliches und unverwechselbares Gesicht.

Demenzielle Erkrankungen werden nach der heute üblichen Klassifikation wie folgt eingeteilt:

Primäre Demenzen
Zu den primären Demenzen gehören die Demencia seniles, die eine Altersrückbildung des Gehirns darstellt und verbunden ist mit einer Hirnleistungsschwäche, welche primär durch hirnorganische Veränderungen hervorgerufen wird.

Weiterhin gehören zu den primären Demenzen die Demenzen vom Typ Alzheimer, auf die 58 % aller Krankheitsfälle entfallen.[8]

---

[8] Dazu ausführlich: *Waselewski, M.:* Konzeptionelle Ansätze für die Pflege. Betreuung und Therapie älterer Menschen mit Erkrankungen des ZNS. unveröffentlichtes Manuskript 2000.

Als weitere Gruppe gehören zu den primären Demenzen die Multiinfarkt-Demenzen (MID) oder vaskulären Demenzen bzw. Mischformen aus der Alzheimer- und Multiinfarkt-Demenz.

Die Multiinfarkt-Demenzen sind vaskuläre Erkrankungen des Gehirns, bei denen es zu (kleineren) Hirninfarkten kommt, die mit Apoplexerscheinungen einhergehen können. Die Multiinfarkt-Demenzen (vaskuläre Demenz oder Zerebralsklerose) zeigen frühzeitig Stimmungs- und Verhaltensstörungen.

Sekundäre Demenzen
Bei den sekundären Demenzen unterscheidet man die Demenz als Begleiterkrankung von inneren Erkrankungen. Hierzu gehören Demenzen aufgrund von intracranieller Raumforderung im Gehirn sowie Demenzen bei Morbus Parkinson und chronisch gesteigertem Hirndruck.

Auch durch chronische Intoxikation, z. B. durch Sedativa (Schlaf- und Beruhigungsmittel), kann es zu einer sekundären Demenz, da es bei langer Anwendung häufig zu Hirnleistungsschwächen und Apathien kommt. Hier muss man zwischen irreversibler und vorübergehender Demenz unterscheiden.

Demenzähnliche Zustandsbilder
Andere Hirnleistungsschwächen kann man als demenzähnliche Zustandsbilder definieren, z. B. die Psychodemenz bei Depressionen und Delirzustände bei akuten exogenen Reaktionen.

Nach den kardiovaskulären und onkologischen Erkrankungen kommen die psychischen Störungen bei älteren Menschen am dritthäufigsten vor. Bei den psychischen Störungen im Alter dominieren neben Depressionen und der Sucht vor allen Dingen die Demenz und die »leichte kognitive Beeinträchtigung«. Hierzu schrieb die WHO bereits 1981: »*Die Alzheimerdemenz ist eines der größten medizinischen Probleme der heutigen Welt. Die Verbesserung der Gesundheitsfürsorge und die außergewöhnliche Reduzierung der Infektionskrankheiten führten zu einer schnellen Zunahme der Gruppe der über 65-Jährigen. In einigen Regionen der Welt haben 15–23 % der Bevölkerung dieses Alter überschritten. In dieser Gruppe weisen 11–15 % der Menschen eine mehr oder weniger ausgeprägte Abnahme der intellektuellen Leistungsfähigkeit auf, wobei die Alzheimersche Krankheit in über der Hälfte der Fälle eine wichtige Rolle spielt.*«[9]

Die Demenz ist zugleich die häufigste einzelne Ursache von Pflegebedürftigkeit im Alter. Die Prävalenz der Demenz verdoppelt sich ab dem 65. Lebensjahr alle 5,1 Jahre und beträgt für die 65- bis 70-Jährigen zwischen 3 und 7 %. Nach dem 85. Lebensjahr überschreitet die Prävalenz bereits 30 %.[10] Die Prävalenz bei leichter kognitiver Beeinträchtigung ist mindestens doppelt so hoch wie bei den Demenzen und im Durchschnitt 2,6-fach häufiger.[11]

---

[9] WHO 1981
[10] *Häfner* 1986; *Jorm* et al. 1987; *Jorm* et al. 1988; *Jorm* 1991; *Cooper* u. *Bickel* 1989.
[11] *Häfner* 1991.

Diese Zahlen dokumentieren die hohe gesundheitspolitische Relevanz demenzieller Alterskrankheiten. Wenn man derzeit in der Bundesrepublik mit 680.000 bis 1,2 Millionen Dementen rechnen muss, werden es im Jahr 2025 25 % mehr Demente sein. Diese Zahlen gelten natürlich nur unter der Voraussetzung, dass die Prävalenzraten unverändert bleiben und wirksame Möglichkeiten in der Behandlung zunächst nicht entdeckt werden.

Etwa ein Viertel der über 65-Jährigen leidet an einer psychischen Störung. Die psychiatrische Gesamtmorbidität ist mit etwa einem Viertel in der Gruppe der 65 und älteren Menschen nicht höher als in den jüngeren Altersgruppen. Jedoch ergibt sich eine unterschiedliche Verteilung der einzelnen psychischen Störungen. Bis zum frühen Erwachsenenalter dominieren Substanzabhängigkeiten, depressive und Angst-Störungen. Bis zum mittleren Erwachsenenalter werden die Störungen durch das Auftreten von Psychosen, Schizophrenien etc. ergänzt, im Alter hingegen dominieren Demenzen und depressive Störungen. In einer Zusammenfassung ergeben sich folgende Ergebnisse einer Studie zur Prävalenz psychischer Störungen[12]: Bei etwa 5 % liegen mittelschwere bis schwere Demenzen vor. Berücksichtigt man auch leichte Demenzen, so erhöht sich die Prozentzahl in dieser Altersgruppe auf 10 bis 14 %. Bei bis zu 5 % liegt eine schwere und bei 8 bis 16 % eine mittelgradige bis schwere Depression vor. In einer Berliner Altersstudie litten in der Altersgruppe der 70- bis 100-Jährigen ca. 14 % an einer Depression, etwa 9 % an einer depressiven Störung und etwa 1 % an Demenz mit Depression.

---

[12] *Helmchen, Kanowski* 2000.

3 Auszüge aus den Studienergebnissen

Das Studienprojekt entstand vor dem Hintergrund, dass Träger von Altenpflegeeinrichtungen einen pflegefachlichen Schwerpunkt aufgrund des besonderen gerontopsychiatrischen Pflegebedarfes bilden wollten. Um diese pflegefachlichen Schwerpunkte besetzen zu können, fehlte es jedoch an sicheren Einschätzungen über die Häufigkeit von demenziell erkrankten Heimbewohnern. Ziel war es, Demenzerkrankungen nicht im medizinisch diagnostischen Sinne zu definieren, sondern eine pflegeaufwandsbezogene Erhebung durchzuführen.

So wurde im Sommer 2000 im Rahmen eines Gemeinschaftsprojektes des Caritasverbandes für das Bistum Magdeburg e.V. und der Caritas-Trägergesellschaft St. Mauritius gGmbH mit den Vorbereitungen zu dieser Studie begonnen. Zum Ende des Jahres wurde der im Anhang befindliche Erhebungsbogen entwickelt, der sich insbesondere an die Empfehlung für Leistungsstandards in der gerontopsychiatrischen Pflege[13] orientiert. Der entwickelte Assessmentbogen wurde mit den Pflegedienstleitungen der Altenpflegeheime diskutiert und kam nach einem Pre-Testlauf in den Einrichtungen Anfang 2001 in Einsatz. So wurde die Erhebung durchgeführt und entsprechend ausgewertet. In diesem Zusammenhang erfolgte eine einrichtungsübergreifende Auswertung[14], jedoch mit der Möglichkeit, einrichtungsbezogene Daten zu analysieren. Zum Teil erfolgte dies in einzelnen Einrichtungen. Im Rahmen der einrichtungsbezogenen Datenerhebung[15] im Hinblick auf das Vorhandensein von gerontopsychiatrischen Verhaltensauffälligkeiten ergab sich folgendes statistisch ausgewertetes Datenmaterial:

3.1 Soziodemografische Erhebungsergebnisse

Die Erhebung hatte eine Größe von 50 Personen, wobei alle Bewohner des Heimes mit einbezogen wurden.

Geschlecht der Bewohner
Die pflegebedürftigen, im Heim lebenden Männer machten rund ein Sechstel aus. D. h. der Anteil der Frauen, die den Pflegedienst in Anspruch nehmen, betrug mehr als fünf Sechstel. Somit lag der Anteil der Frauen weit über dem errechneten Anteil vom Bundesministerium für Gesundheit und dem Verband der privaten Krankenversicherung (68 %).

Pflegestufen
Es ergab sich folgende Verteilung auf die Pflegestufen: 2 % der Bewohner hatten keine Pflegestufe (ein Bewohner nach BSHG Wohnheim an WfB). In Pflegestufe I befand sich rund die Hälfte der Bewohner (47,1 %). Rund ein Drittel der Pflegedienst in An-

---

[13] *Höft, B.* u. a.: Empfehlungen für Leistungsstandards in der gerontopsychiatrischen Pflege. Psychiatrie Verlag Bonn 1999.
[14] *Waselewski, M.:* Demenz in Altenpflegeheimen. Schlütersche, Hannover 2002.
[15] Erhebungsbogen aus *Waselewski, M.:* Demenz in Altenpflegeheimen. Schlütersche, Hannover 2002.

spruchnehmenden befanden sich in der Pflegestufe II. Somit hatte fast jeder fünfte Bewohner die Pflegestufe III.

Alter der Bewohner

Bei den betrachteten 50 Fällen betrug der Anteil der bis 60-Jährigen nur 4 %, wobei ihr Anteil auf Bundesebene um das Fünffache höher liegt. Gleiches trifft auf den prozentualen Anteil in der Altersgruppe der 60- bis 70-Jährigen zu. Nur ein Viertel der Bewohner bildete die Altersgruppe der 70- bis 80-Jährigen (24 %), während auf Bundesebene die Gruppe der unter 80-Jährigen die Hälfte aller Leistungsempfänger ausmacht. Die Altersgruppe der 80- bis 90-Jährigen hatte im Heim einen Anteil von fast der Hälfte der Bewohnerschaft (48 %) und die über 90-Jährigen ungefähr ein Sechstel des Gesamtanteils (16 %).

3.2 Gerontopsychiatrische Diagnosen

Gibt es Hinweise aus der Biografie auf psychiatrische Erkrankungen?
Hierbei sind keine Anzeichen auf psychiatrische Erkrankungen aus früherer Zeit zu erkennen. Bei niemanden konnte diese Frage mit Ja beantwortet werden.

Sind den Angehörigen psychiatrische Erkrankungen bekannt?
Diese Frage wurde bei 98 % der Bewohnern mit Nein beantwortet, nur bei 2 % musste die Frage mit Ja beantwortet werden.

Sind psychiatrische ärztliche Diagnose bekannt?
Hier wurde bei ca. drei Viertel der Fälle eine psychiatrische ärztliche Diagnose festgestellt, somit konnte eine Häufigkeitsverteilung auf die einzelnen Diagnosegruppen vorgenommen werden.

Diagnosetypen
Hier konnten für alle 37 Fälle Diagnosetypen bestimmt werden. So litten rund ein Drittel der untersuchten Bewohner unter einer Alzheimer-Demenz und ein weiteres Drittel unter vaskulären Demenzen. Das letzte Drittel litt unter Epilepsie, Schizophrenie, Psychosen, Halluzinationen, Enzephalitis und ungeklärter/akuter Verwirrtheit.

Mini-Mental-Status-Test
Dieses Testverfahren wurde bei den Bewohnern nicht angewandt bzw. die Anwendung war nicht bekannt.

GDS (Reisberg-scale)
Die Anwendung dieses Verfahrens konnte für keinen der Bewohner bestätigt werden.

SKT (Syndrom-Kurz-Test)
Auch dieses Verfahren fand keine Anwendung.

Andere Tests
Anwendung nicht bekannt.

Problembereiche

Es ergaben sich für die Einrichtung Zörbig insgesamt 29 Indikatoren, die zu drei auswertbaren Problembereichen zusammengefasst wurden.

Der erste Problembereich verweist auf den Kompetenzbereich »Für eine sichere Umgebung sorgen«. D. h. die Indikatoren 1 bis 6 wurden unter dem Problembereich »**Gefährdung eigener und fremder Sicherheit**« klassifiziert.
1. Weglauftendenz
2. Fehleinschätzung gefährlicher Situationen
3. Unsachgemäßer Umgang
4. Selbstaggressivität
5. Aggressivität
6. Eindringen in fremde Räume

Der zweite Bereich wurde unter »**Selbststörung**« (Störung der Eigenwahrnehmung und Orientierung) zusammengefasst. Dazu zählen die Indikatoren 7 bis 10 und zusätzlich Indikator 11.
7. Gestörtes Essverhalten
8. Gedächtnisstörungen
9. Orientierungsstörungen
10. Unfähigkeit, bzgl. eigener Bedürfnisse
11. Inadäquates An- und Ausziehen

Als dritter Problemkomplex wurden die Indikatoren 11 bis 16 unter »**sozial problematische Fehlhandlungen**« zusammengefasst.
11. Inadäquates An- und Ausziehen
12. Verstecken/Verlegen und/oder Sammeln
13. Kotschmieren/-essen
14. Urinieren/Einkoten in die Wohnräume
15. Auffälliges sexuelles Verhalten
16. anhaltendes Schreien

Bei 82,3 %, also bei mehr als vier Fünftel der Bewohner, war mindestens eine Störung aus dem Problembereich »**Gefährdung eigener und fremder Sicherheit**« (Indikatoren 1 bis 6) zu verzeichnen. Hierbei war die häufigste Nennung mit über mehr drei Vierteln der Gesamtheit bei dem Indikator »Unsachgemäßer Umgang z. B. mit elektrischen Geräten« festzustellen.

Bei ca. 61 % der Bewohner wurde »Verkennung/Fehleinschätzung gefährlicher Situationen« verzeichnet.

Bei jedem fünften Bewohner war eine Weglauftendenz festzustellen. Außerdem war etwa bei jedem viertem Bewohner eine verbale bzw. tätliche Aggressivität vorhanden und bei jedem Zehnten eine Weglauftendenz. Abbildung 5 verdeutlicht die unterschiedlichen Häufigkeitsverteilungen unter den Indikatoren 1 bis 6 mit der Häufigkeitsnennung der Indikatoren 1 bis 6, die den Problembereich »Gefährdung eigener und fremder Sicherheit« der Auswertungsebene 1 definieren.

Wie beim ersten Problembereich, wurde auch in der Auswertung des Problembereichs »**Selbststörung**« vorgegangen. Zu diesem Problembereich zählen die Indikatoren 7 bis 11. Bei 78,4 % der Bewohner wurde mindestens eine Störung aus dem zweiten Problembereich »Selbststörung« festgestellt. Bei der Betrachtung der Einzelindikatoren war hier als Ergebnis festzustellen, dass mehr als drei Viertel der Heimbewohner als Bewohner mit Gedächtnisstörungen eingestuft werden müssen. Ebenso dramatisch erscheint die Zahl von 53 % mit Orientierungsstörungen. Bei sechs von zehn Bewohnern ist ein gestörtes Essverhalten und bei jedem dritten Bewohner die Unfähigkeit, Bedürfnisse wahrzunehmen, zu verzeichnen. Abbildung 6 verdeutlicht die Häufigkeitsverteilung bezüglich der Indikatoren 7 bis 11. Der Indikator 11 »Inadäquates An- und Ausziehen« kann sowohl dem Problembereich 2 (»Selbststörung«) als auch dem Problembereich »sozial problematische Fehlhandlungen« zugeordnet werden. So wurden bei der Definition des Problembereichs 3 noch einmal die Indikator 11 bis 16 für die Auswertung genutzt.

Der dritte Problembereich dieser Auswertungsebene wurde als »**sozial problematische Fehlhandlungen**« bezeichnet. Dazu zählen, wie oben bereits erwähnt, die Indikatoren 11 bis 16. Bei der Anwendung des gleichen Auswertungsverfahrens wie bei den Problembereichen 1 und 2 ergab sich, dass bei 52,9 % der Bewohner mindestens ein Indikator aus dem Bereich »sozial problematische Fehlhandlungen« genannt wurde. Auch hier soll nachfolgend eine differenzierte Betrachtung der Einzelindikatoren erfolgen. Die Nennungen der Indikatoren für diesen Problembereich sind im Verhältnis zu den Indikatoren der Problembereiche 1 und 2 niedriger. So kann man feststellen, dass die Indikatoren »Verstecken/ Verlegen, Sammeln von Gegenständen aus fremden Zimmern« bei vier von zehn Bewohnern; »Kotschmieren/-essen« bei durchschnittlich jedem zehnten Bewohner und »Einkoten in Wohnräume« bei 17,6 % der Bewohnerschaft zutreffen. Geringer dagegen war ein scheinbar »Auffälliges sexuelles Verhalten« (7,8 %) und das Phänomen »Anhaltendes Schreien« (5,9 %) (siehe Abbildung 7).

3.3 Gerontopsychiatrische Leistungsstandards

Auf dieser zweiten Auswertungsebene wurde die Auswertung hinsichtlich der zu Grunde liegenden gerontopsychiatrischen Leistungsstandards erstellt.

Im Umkehrschluss wurden also entsprechende Indikatoren bzw. Indikatorenkombinationen auf der Grundlage gerontopsychiatrischer Pflegestandards zugeordnet. Der Leistungsstandard 11 ist zum Beispiel eine Empfehlung für die Indikatorenzuordnung. Bei 53 % der Bewohner wurde das Vorhandensein von Orientierungsstörungen mit Ja beantwortet. Um die Zuordnung zu untermauern, wurde eine Und-Verknüpfung der auf diesen Pflegestandard zutreffenden Indikatoren benutzt. Bei 51 % wurde eine Orientierungsstörung und zusätzlich ein unsachgemäßer Umgang z. B. mit elektrischen Geräten, Werkzeugen, Gas, Wasser, Strom, Lebensmitteln etc. oder eine Bejahung des Indikators 6 »Eindringen in fremde Räume« oder des Indikators 10 »Unfähigkeit Bedürfnisse wahrzunehmen« verzeichnet.

Somit kann man beim Zutreffen eines Indikators auf Grund der Häufigkeiten den notwendigen gerontopsychiatrischen Leistungsstandard ableiten.

Gerontopsychiatrische Leistungsstandards

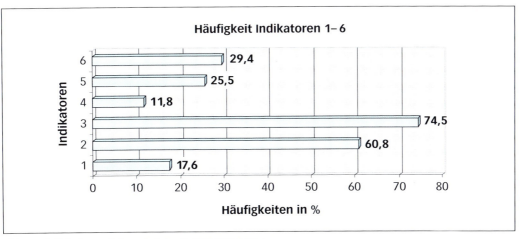

Abb. 5: Häufigkeitenverteilung bei den Indikatoren 1 bis 6.

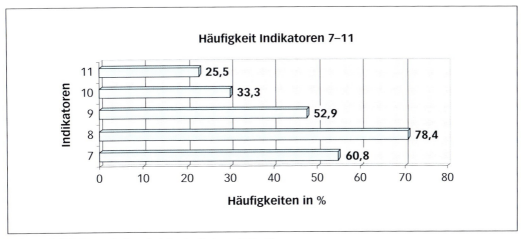

Abb. 6: Häufigkeitenverteilung bei den Indikatoren 7 bis 11.

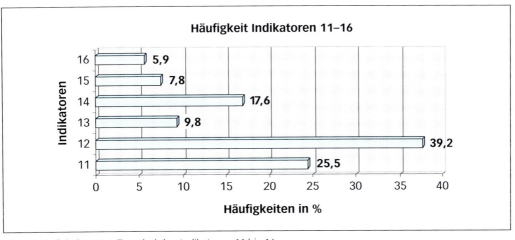

Abb. 7: Häufigkeitenverteilung bei den Indikatoren 11 bis 16.

So ist bei 17,6 % der Heimbewohner eine Weglauftendenz zu verzeichnen; bei mehr als 33 % der Bewohner ist eine Aggressivitätsform vorhanden und bei fast zwei Dritteln der Bewohner ein gestörtes Essverhalten. Bei jedem vierten wäre die Anwendung des Leistungsstandards 18 angebracht, da hier ein abnormer Betätigungs- und Bewegungsdrang vorliegt. Bei etwa jedem zweiten Fall trifft Indikator 23 »Angst« zu, worauf mit dem Pflegestandard 2 reagiert werden sollte.

Darüber hinaus leidet fast jeder zweite Bewohner an Wahn und wahnhaften Störungen bzw. Halluzinationen und Wahrnehmungsstörungen (56,9 %), bei mehr als jedem viertem (27,5 %) Bewohner trifft sowohl Indikator 24 als auch 25 zu.

Außerdem wurden bei 33,3 % der Bewohner depressive Störungen definiert. Setzt man dieses gefährdete Klientel gleich 100 %, dann bleibt zu konstatieren, dass bei lediglich 11,8 % eine gleichlautende ärztliche Diagnose festgestellt wurde.

Bei 7,8 % der Bewohner war eine unphysiologisch lange Wachphase (Indikator 29) zu verzeichnen. Bei lediglich ca. 4 % der Bewohner war bei allen Indikatoren, die auf dem gerontopsychiatrischen Leistungsstandard 13 basieren, eine Ja-Benennung zu verzeichnen. Das heißt, dass sowohl der Indikator »sun-downing«, als auch der Indikator »Umkehr- bzw. Aufhebung des Tag-Nacht-Rhythmus« und die »unphysiologisch lange Wachphase« bei dem oben genannten Bewohnerprozentsatz zutreffen.

Außerdem erscheint es in diesem Zusammenhang interessant, wie viele der depressiven Bewohner (Indikator 26) ein »sun-downing« (Indikator 27) aufweisen. Setzt man die Anzahl der depressiven eingeschätzten Bewohner gleich 100 %, dann ergibt sich, dass bei mehr als jedem viertem (23,5 %) ein »sun-downing« zu verzeichnen ist.

3.4 Gerontopsychiatrisch bedingte Pflegeprobleme

Nach diesem Grobabriss der Auswertungsebene 2 wird nachfolgend die Auswertung im Hinblick auf gerontopsychiatrisch bedingte Probleme (1. demenztypische Störungsbilder), aus denen sich vielleicht Demenzen ableiten lassen, erstellt.

Um hierzu eine Aussage zu treffen, wurde folgende Definition für das Vorhandensein eines demenztypischen Störungsbildes als Arbeit- und Auswertungsgrundlage genutzt:

Zunächst muss ein Zutreffen von »Orientierungsstörungen« (Indikator 9) und eine Nennung des Indikators 3, 6 oder 10 (Auswertungsebene 2, Anwendung Pflegestandards 11) oder die Nennung des Indikators 8 »Gedächtnisstörungen« vorliegen. Wobei dies bei 78,4 % der Bewohner mit »Ja« beantwortet wurde. Bei diesen bisher gefilterten Fällen muss zumindest noch ein Indikator aus dem Problembereich »Gefährdung eigener und fremder Sicherheit« (Indikatoren 1 bis 6) oder aus dem Problembereich »sozial problematische Fehlhandlungen« (Indikatoren 11 bis 16) zutreffen.

Um das Vorliegen einer Demenzform zu verdeutlichen, wurden alle Fälle ausgeschlossen, bei denen der Indikator »sun-downing« zutraf. Außerdem wurde das Mindestalter 60 Jahre als weiterer Filter gesetzt.

Durch dieses weitere Filtern lag bei ca. jedem dritten Bewohner (31 %) ein solches Störungsbild vor.

3.4.1 Beziehungen zwischen medizinischer Diagnose und demenztypischen Störungsbildern bzw. Depressionen

Wenn man in diesem Kontext die Häufigkeit einer ärztlichen Demenz-Diagnose vergleichend prüft, stellt man fest, dass bezüglich der durch die Untersuchung festgestellten demenztypischen Störungsbildern 22,5 Punkte Differenz erkennbar sind. Schließt man nun die ärztlichen gestellten Diagnosen »ungeklärte und akute Verwirrtheit«, »Depressionen«, »Epilepsie, Schizophrenie, Psychosen, Halluzinationen, Enzephalitis etc.« und »sonstiges« aus, so ergibt sich nur noch eine Differenz von 11,0 % Punkten.

Im Nachfolgenden ergibt sich die Häufigkeitsuntersuchung bezüglich des Personenkreises mit Vorliegen eines oben definierten »demenztypischen Störungsbildes« oder dem Vorliegen einer Depression, mit einem Prozentsatz von ca. 50 %.

Das von *Erich Grond* erhobene Datenmaterial weist einen Anteil zwischen 54 und 69 % demenzerkrankter Bewohner im Pflegeheim aus. Der für die Einrichtung erhobene Wert liegt in diesem Bereich. Damit wird die Notwendigkeit eines speziellen Therapie- und Betreuungsangebotes deutlich.

4 Das Projekt in Zörbig

4.1 Am Anfang stand die Idee

Seit In-Kraft-Treten der Pflegeversicherung wächst der Anteil altersverwirrter Menschen in den Einrichtungen der Altenhilfe. So auch im Caritas Altenpflegeheim St. Vinzenz in Zörbig. Mehr als die Hälfte der Bewohner leidet zurzeit an einer Form der Demenz. Grund genug für uns, über neue Wege bei der Pflege und Betreuung der uns anvertrauten Menschen nachzudenken.

Die bisher in unserem Haus praktizierte integrative Pflege und Betreuung war Ausgangspunkt dieser Überlegungen. Wir mussten immer wieder feststellen, dass dieser Betreuungsansatz nicht optimal ist: Die Bewohner mit einer demenziellen Erkrankung sind oft sehr unruhig. Sie wandern durch die Flure und die Zimmer der anderen Bewohner. Sie nehmen Speisen und persönliche Gegenstände der anderen an sich. Sie können sich nicht mehr für alle verständlich artikulieren. Es kommt oft zu Fehlhandlungen und auch zu vielen Auseinandersetzungen zwischen den Bewohnern.

4.2 Projektinitiierung

Vor diesem Hintergrund und der Tatsache, dass die Zahl der von einer Demenz betroffenen Menschen steigt, erkannten die Mitarbeiter, dass auf diese Probleme in unserem Haus reagiert werden musste.

So entstanden Überlegungen, einen Wohnbereich im Haus neu zu organisieren und neu zu gestalten.

Eine Projektgruppe wurde initiiert, an der sich Mitarbeiter aus allen Bereichen des Hauses beteiligten. Unser großes Projekt »Schaffung eines Bereiches zur segregativen Betreuung von Menschen mit demenziellen Erkrankungen« wurde im Juni 2002 mit einer ersten Klausurtagung gestartet.

Thema dieses ersten Treffens waren:
- Zieldefinition: Schaffung eines Bereiches zur segregativen Betreuung von Menschen mit demenziellen Erkrankungen
- Ist-Analyse
- Eine grobe Zeitplanung wurde durchgeführt; Ende des Projektes: Dezember 2003

Abbildung 8 gibt einen Überblick über die einzelnen geplanten Schritte sowie über alle Beteiligte.

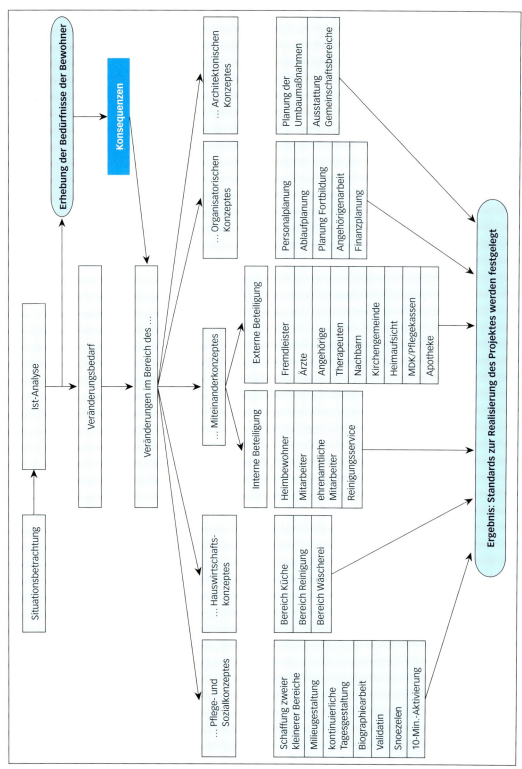

Abb. 8: Die einzelnen Schritte und die Beteiligten am Projekt.

4.3 Ablauf

In der Einrichtung hatte man die Ergebnisse der Studie über verhaltensbedingte Pflegeprobleme sowie neuere Erkenntnisse, insbesondere in der Pflege und Betreuung demenziell Erkrankter, aus der einschlägigen Fachpresse und Literatur wahrgenommen. Dennoch wurde klar, dass ein kompletter Neubau des Wohnumfelds nicht in Frage kam. Die Einrichtung war zu dem Zeitpunkt gerade erst zweieinhalb Jahre in Betrieb. Seitens der Einrichtungsleitung wurde überlegt, inwieweit architektonische Voraussetzungen für die Schaffung von Tagesbetreuungsangeboten (tagesstrukturierende Maßnahmen) für eine homogene Gruppe Demenzerkrankter geschaffen werden konnte. Somit wurde im April 2001 überlegt, welche organisatorischen und baulichen Veränderungen möglich wären, um vom integrativen Betreuungsansatz zum teilintegrativen Betreuungsansatz wechseln zu können.

Dazu wurde zunächst der Schwesterndienstplatz im Erdgeschoss so umgebaut, dass ein Aufenthaltsbereich mit einer Ausstattung als Wohn- und Esszimmer mit Kochstelle entstand. Die Ideenfindung bis hin zur Umsetzung kann bereits als kleines Projekt der Mitarbeiter der Einrichtung gesehen werden, da hier auch Mitarbeiter von der Basis die Umstrukturierungsmaßnahmen mittrugen.

Im Mai 2001 wurde die Umbaumaßnahme beim Träger beantragt und genehmigt. Im September/Oktober 2001 erfolgte der Umbau und die Gestaltung des neu geschaffenen Tagesbetreuungsraumes. Doch schon Ende 2001 wurde deutlich, dass diese Form der Betreuung nicht ausreicht, um eine adäquate bewohner- und bedürfnisorientierte Betreuung der Demenzerkrankten zu gewährleisten. Zwischenzeitlich ergaben sich auch weitaus differenziertere Erkenntnisse zum segregativen Betreuungsansatz.

Anfang 2002 entstand daher in einem Gespräch mit dem Trägervertreter die Idee, einen gesamten Wohnbereich mit 21 Pflegeplätzen nach dem integrativen bzw. teilintegrativen Versorgungsansatz in zwei Wohngruppen nach dem segregativen Betreuungsansatz umzugestalten. Im April 2002 wurde dieses Projekt beim Träger beantragt. Unter der Auflage, innerhalb einer Projektgruppe ein Konzept für die mögliche Umgestaltung zu erstellen, genehmigte der Träger dieses Projekts.

Im Juni 2002 fand die konstituierende Sitzung der Projektgruppe statt. In dieser ersten Projektgruppensitzung wurde das Projektziel definiert. Gleichzeitig wurden die einzelnen Schnittstellen, die ein neues Betreuungskonzept betreffen würden, besprochen. Daraufhin wurden einzelne Projektuntergruppen organisiert (mit jeweils einem Projektgruppenleiter und einzelnen Mitarbeitern aus den betreffenden Teilbereichen, z. B. Betreuung, Hauswirtschaft und Pflege). Somit wurde der Arbeitsauftrag in die einzelnen Projektgruppen gegeben, das »vorhandene Ist« mit dem »Idealsoll« zu vergleichen und aus diesem Abgleich Handlungsnotwendigkeiten darzustellen. Hierzu war es notwendig, für die einzelnen Bereiche Konzeptansätze zu etablieren. Dabei wurden vier Konzeptgruppen gebildet, die sehr plastische Namen erhielten:
1. Projektgruppe »Miteinanderkonzept«
2. Projektgruppe »Pflege- und Sozialkonzept«
3. Projektgruppe »Hauswirtschaftliches Konzept«
4. Projektgruppe »Organisatorisches und architektonisches Konzept«.

Bis zum Spätsommer 2002 arbeiteten die einzelnen Projektgruppen intensiv, sodass Ende September in einer zweiten Arbeitsgruppensitzung die einzelnen Ergebnisse der Projektgruppen vorgestellt diskutiert werden konnten.

Aus diesem zweiten Treffen ergaben sich neue Aufgaben wie z. B. Erarbeitung des möglichen Umbauplanes, einer Zeitschiene zur Durchführung von Mitarbeiter-, Bewohner- und Angehörigengespräche und Schaffung von klaren Regelungen im Bereich einzelner Arbeitsbereiche und Schnittstellen.

Von Mai bis September erarbeitete eine Trägergruppe ein Grundsatzpapier, das sich mit dem Leitbildgedanken und Pflegekonzeptansätzen für Altenpflegeeinrichtungen des Trägers im Bereich der gerontopsychiatrischen Pflege und Betreuung Demenzerkrankter beschäftigte.

Im Dezember 2002 fand die dritte Projektgruppensitzung statt. Hier wurden wiederum die Ergebnisse der einzelnen Arbeitsgruppen vorgestellt und diskutiert. Die einzelnen Konzeptansätze sollten nun bis zum nächsten Treffen in ein Gesamtkonzeptentwurf eingearbeitet werden. Zusätzlich sollte die Planung eines Angehörigeninformationsabends vorgenommen werden.

Bereits im Januar 2003 wurde ein Kurzkonzept beim Träger eingereicht, verbunden mit dem Antrag, dieses theoretische Projektkonstrukt in die Praxis umsetzen zu können, einschließlich der Umsetzung von Personal, Neueinstellungen und baulichen Veränderungen.

Im Februar 2003 genehmigte der Geschäftsführer der Trägergesellschaft die Umsetzung des Projektes.

Im April konnte die »Umsetzung« der Mitarbeiter innerhalb des Hauses beginnen. Voraussetzung dafür waren Mitarbeitereinzelgespräche, welche die Leitung des Hauses im Vorfeld mit allen Mitarbeitern aus dem Pflege- und Betreuungsbereich durchführte. Alle Mitarbeiter hatten die Möglichkeit sich zu entscheiden, in dem neu entstehenden, »anders strukturierten« Bereich arbeiten zu wollen oder können. Was anfangs sehr einfach aussah, wurde im April bei der Umsetzung der Mitarbeiter dann aber zu einem Problem. Eingefahrene Gleise wurden aufgebrochen, Gewohnheiten der bisherigen Teams erwiesen sich nicht länger durchführbar. Neue Mitarbeiter wurden eingestellt. Aus dem bekannten und vertrauten Kreis von zwei Teams entstanden innerhalb sehr kurzer Zeit drei neue Teams, die sich zusammenfinden, neue Mitarbeiter einarbeiten und das Projekt im Haus umsetzen helfen mussten.

Für alle Mitarbeiter war diese Zeit ein Lernprozess. Hier konnte jeder sehr deutlich selbst spüren, welche Verluste unsere Bewohner erleiden, wenn sie innerhalb des Hauses umziehen müssen.

Im darauf folgenden Monat Mai fand ein Informationsabend für Mitarbeiter, Bewohner und Angehörige zum Thema »Grundsatzinformationen zur Demenz«, bisheriger Projektverlauf und weitere Maßnahmen statt. Alle Mitarbeiter (interne und externe) sowie alle Angehörigen der Bewohner wurden zu dieser Veranstaltung eingeladen. Das Interesse war groß, dies zeigte uns die Zahl der erschienenen Gäste. Wir gaben eine umfassende Information zum derzeitigen Stand des Projekts, zu den nächsten Schritten und den daraus folgenden Konsequenzen.

Aufgrund der Implementierung des Projektgedankens in die Pflegesatzverhandlung konnten fünf Mitarbeiter zusätzlich eingestellt werden.

Nach dem Informationsabend fand Ende Mai die vierte Projektgruppensitzung statt. Dabei wurde zunächst der Angehörigenabend ausgewertet. Über die erheblichen positiven Resonanzen erhielten die Projektmitglieder eine Bestätigung ihrer bisherigen geleisteten Arbeit.

Nachdem nun die Umsetzung des Projektes seitens der Geschäftsführung genehmigt war, wurde ein konkreter Finanzierungs- und Ablaufplan besprochen. Dieses Gesamtkonzept wurde im Juni dem Träger vorgelegt.

Zeitgleich erfolgte die Präsentation des Mäeutischen Konzeptes nach *Cora van der Koj* durch den Heimleiter einer Einrichtung in Sassenberg, in dem dieses Konzept umgesetzt wurde. Dieses Konzept der erlebnisorientierten Pflege wollten wir in dem neu geschaffenen Wohnbereich verwirklichen.

Im Juli 2003 wird die Gesamtkonzeption durch den Träger in Kraft gesetzt.

Entsprechend dem verabschiedeten Gesamtkonzept wurden bei den Bewohnern gerontopsychiatrische Testverfahren wie z. B. der Mini-Mental-Status-Test durchgeführt. Neben weiteren Kriterien war dieser Test neben den Erfahrungen der Mitarbeiter ausschlaggebend für die »Neubesetzung« der neu zu schaffenden Wohngruppen. Nach diesem Ergebnis wurde die Bewohnerschaft intern ausgewählt. Es fanden bis zum September 2003 entsprechende Bewohner- und Angehörigengespräche zum Umzug statt.

Gleichzeitig wurde der Umzug bis September 2003 geplant. Hier ergab sich eine zeitliche Verzögerung, da einige Genehmigungen eingeholt werden mussten und verschiedene Firmen Liefer- bzw. Umsetzungsschwierigkeiten im Rahmen des Umbaus hatten.

Ein weiterer schwieriger Abschnitt war die Umbauphase im Haus: Ruhestörung durch das Abbrechen von Wänden, Staub und Steine überall, Verzögerungen, Auflagen von Behörden, Auswahl der neuen Einrichtung etc. Diese Phase war für alle Beteiligten die schwierigste Zeit, die die Mitarbeiter und Bewohner des gesamten Hauses sowie viele Gäste gemeinsam »durchstehen« mussten. Sukzessive konnte dann bis Oktober der Umzug der Bewohner erfolgen.

Gleichzeitig wurde an der Umsetzung des organisatorischen Konzeptteils gearbeitet. So wurden z. B. Dienstzeiten verändert, damit diese sich noch spezieller an den Bedürfnissen der neuen Bewohnerschaft mit gerontopsychiatrischen Veränderungen anpasste.

Neben der Zuordnung der Mitarbeiter gab es spezielle Fortbildungsschulungen (Mäeutik) für die Mitarbeiter in der Pflege und Betreuung, aber auch für Mitarbeiter der Bereiche Hauswirtschaft, zum Thema Esskultur bei Demenzerkrankten.

Ende 2003 war das Projekt »Initiierung eines Konzeptes für die Versorgung demenziell Erkrankter im segregativen Ansatz« mit der praktischen Umsetzung abgeschlossen und startete erfolgreich in die Praxis.

4.4 Zeitschiene zum Projekt: Betreuung und Pflege von Menschen mit demenziellen Erkrankungen

Datum	Arbeitsschritte	Beteiligte Personen
04/2001	Idee zur Betreuung ist entstanden. Zunächst war geplant, eine Tagesbetreuung anzubieten. Dazu sollte der Schwesterndienstplatz im EG umgebaut werden.	– Mitarbeiter beider Wohnbereiche – Wohnbereichsleiter (WBL) – HL/PDL
05/2001	Beantragung des Umbaus bei der Geschäftsstelle.	HL/PDL/Träger
09/10/2001	Umbau Schwesterndienstplatz und Wohnzimmer zu einem großen Raum. Gestaltung des Raumes.	HL/PDL/WBL
11/2001	Erkenntnis, diese Form der Betreuung reicht nicht aus. Erste Überlegung, einen segregativen Bereich im 2. Obergeschoss zu schaffen.	– Mitarbeiter beider Wohnbereiche – Wohnbereichsleiter (WBL) – HL/PDL
02/2002	Gespräch mit dem Trägervertreter: Projekt wird initiiert.	HL/PDL/Träger
04/2002	Beantragung des Projektes bei der Geschäftsstelle der ctm.	HL/PDL/Träger
26.06.2002	1. Treffen der Projektgruppe: – Ist-Analyse, bilden von Teilbereichen – Zieldefinition – Bildung kleiner Projektgruppen zu Teilkonzepten (Pflege- und Sozialkonzept, Hauswirtschaftl. Konzept, Miteinanderkonzept, Organisatorisches und Architektonisches Konzept) mit den Aufgaben, »Ist« und »Soll« zu vergleichen und beteiligte Gruppen zu benennen.	Projektgruppenmitglieder

▶▶

Zeitschiene zum Projekt: Betreuung und Pflege von Menschen mit demenziellen Erkrankungen

Datum	Arbeitsschritte	Beteiligte Personen
30.09.2002	2. Treffen der Projektgruppe: – Vorstellung und Diskussion der Ergebnisse der einzelnen Arbeitsgruppen – Neue Aufgaben: Neuordnung, Ergänzungen, Schnittstellen benennen, Umsetzungsplan bzw. Zeitschiene erarbeiten	Projektgruppe
05–09/2002	Projektgruppe d. ctm erarbeitet Grundsatzpapier: Leitbildgedanken und Pflegekonzeptansätze für Altenpflegeeinrichtungen der ctm	– Trägervertreter – PDL und HL der ctm
12.12.2002	3. Treffen der Projektgruppe: Vorstellung und Diskussion der Ergebnisse der einzelnen Arbeitsgruppen, neue Aufgabe: Verschriftlichung als Konzeptentwurf Planung Angehörigeninformationsabend	Projektgruppe
01/2003	Abgabe des Kurzkonzeptes zur Genehmigung der Umsetzung bei GF	Mitarbeiter der Geschäftsstelle
02/2003	Genehmigung zur Umsetzung des Projektes durch GF	GF
03/2003	Personalgespräche zur Umsetzung der Mitarbeiter im Haus	HL/PDL/Mitarbeiter
07.04.2003	Organisatorisches Konzept: letzte Planung Personaleinstellung, Termin Angehörigeninformationsabend, Vorplanung Baumaßnahmen und In-House-Fortbildung (mäeutisches Konzept)	HL/PDL/Träger
01.04.2003	Einsatz der Mitarbeiter in die jeweils neuen Wohnbereiche	HL/PDL/Mitarbeiter
01.05.2003	Einstellung neuer Mitarbeiterinnen	HL/PDL
15.05.2003	Informationsabend für Mitarbeiter, Bewohner und Angehörige: Info über Grundsätzliches zur Demenz, bisheriger Projektverlauf, bisherige Ergebnisse, weitere Maßnahmen	HL/PDL/Träger

Datum	Arbeitsschritte	Beteiligte Personen
22.05.2003	4. Treffen der Projektgruppe: – Arbeitspapier betrachten und Zusammenfügen als Konzept – Finanzierungsplan und Ablaufplan besprechen/beschließen – Weitere Vorgehensweise zur Umsetzung	Projektgruppe
06/2003	Vorlage des Gesamtkonzepts bei GF	Mitarbeiter der Geschäftsstelle
13.06.2003	Präsentation des Mäeutischen Konzeptes nach *Cora van der Koj*	HL/PDL/Träger/ Mitarbeiterin
07/2003	Konzept wird durch Träger zum 01.07.2003 in Kraft gesetzt.	Geschäftsstelle
Bis 07/2003	Erhebung nach Caritasstudie und Mini-Mental-Status-Tests mit allen Bewohnern durchführen	PDL/WBL/Bewohner
Bis 09/2003	Bewohner- und Angehörigengespräche z. Umzug führen mit den Betreffenden	HL/PDL/Bewohner/ Angehörige
Bis Ende 09/2003	Umbau zweiter Wohnbereich nach unserem Konzept	HL/PDL/Haustechnik/ Reinigungsfirma
Bis Ende 09/2003	Umzug der Bewohner innerhalb des Hauses	HL/PDL/Mitarbeiter/ Bewohner/Angehörige
Bis Ende 09/2003	Veränderung der Dienstzeiten, angepasst an die speziellen Bedürfnisse der Bewohner mit gerontopsychiatrischen Veränderungen	HL/PDL/ Mitarbeiter des Bereiches
Bis Ende 09/2003	Bildung von zwei eigenständigen Bereichen: Mitarbeiter werden einer festen Gruppe zugeordnet, Bewohner ebenso	HL/PDL/ Mitarbeiter des Bereiches
Ab 12/2003	Segregative Pflege und Betreuung	HL/PDL/ Mitarbeiter des Bereiches

5 Darstellung des Leistungsspektrums

5.1 Allgemeine Handlungsgrundsätze

- Die Beziehungsgestaltung zum verwirrten Menschen soll sich am biografischen Ansatz orientieren.
- Validation und basale Stimulation finden bewohnerbezogen Anwendung.
- Die uns anvertrauten Menschen sind in ihrer Ganzheitlichkeit zu betrachten und zu behandeln.
- Die Selbstständigkeit der Bewohner ist durch aktivierende Pflege so lange wie möglich zu erhalten und immer zu fördern.
- Die Autonomie des Bewohners ist zu beachten und achten.
- Der verwirrte Mensch soll sich verstanden und respektiert fühlen.
- Beim Bewohner sollen nicht nur Probleme erkannt werden, sondern Ressourcen ermittelt, erhalten und gefördert werden.
- Der verwirrte Bewohner soll eine auf seine Situation angemessen zugeschnittene Tages- und Wochenstruktur vorfinden.
- Gerontopsychiatrisch veränderte Bewohner sollen einer individuellen Beschäftigung nachgehen können.
- Die Bewohner sollen sich möglichst selbstständig orientieren können.
- Die Bewohner sollen eine Umgebung vorfinden, die auf ihre individuelle Lebenssituation abgestimmt ist.
- Der depressive Bewohner erhält eine besondere einfühlsame Unterstützung.
- Die verwirrten Menschen sollen eine angemessene körperliche Pflege erfahren.
- Die Standards und Arbeitshilfen sind in Anwendung zu bringen.

5.2 Direkte und indirekte Pflegeleistungen und hauswirtschaftliche Versorgung

Hier wird auf die allgemeingültige Pflegekonzeption der jeweiligen Einrichtung verwiesen.

5.3 Gerontopsychiatrische Arbeitshilfen

In der Pflege werden Leistungsstandards definiert, um einen im Sinne der Qualitätssicherung gleichbleibenden Pflege- und Betreuungsstandard zu sichern. Bisher wurde die Erstellung von Arbeitshilfen für den Bereich der Gerontopsychiatrie vernachlässigt.

Mit der Erarbeitung der nachstehenden Arbeitshilfen soll dieses Defizit ausgeglichen werden.

Sie stellen ein »Handlungsgerüst« für alle an der Pflege und Betreuung Beteiligten dar. Die Arbeitshilfen sollen die Einschätzung der Verhaltensauffälligkeiten und die richtige Reaktion bzw. Handlung darauf erleichtern. Sie beinhalten die Verhaltensauffälligkeit, das mögliche Erscheinungsbild und die eventuelle Ursache sowie konkret zu ergreifende Maßnahmen, deren Dokumentation und Zielkontrolle.

Sich ändernde Bewohnerbedürfnisse, Änderungen im Leistungsspektrum und neue pflegewissenschaftliche Erkenntnisse und Erneuerungen sollen in der stetigen Anpassung der Arbeitshilfen ihrer Bedeutung beigemessen werden.

Zu folgenden Verhaltensauffälligkeiten bzw. Situationen wurden Arbeitshilfen entwickelt[16], die im Anhang zu finden sind.

A. Problembereich der Gefährdung eigener und fremder Sicherheit
1. Umtriebigkeit und Weglauftendenzen
2. Antriebsminderung
3. Apraxie und Agnosie
4. Aggressives Verhalten
5. Selbstgefährdung
6. Angst
7. Regressives Verhalten

B. Problembereich der Selbststörung
8. Gestörtes Essverhalten
9. Orientierungsstörungen
10. Gedächtnisstörungen
11. Halluzinationen/Wahrnehmungsstörungen/Wahn

C. Problembereich der sozial problematischen Fehl- bzw. Nichthandlungen
12. Aphasie (Sprachstörungen)
13. Kotschmieren und Kotessen
14. Schlafstörungen
15. Suchtverhalten
16. Suizidalität
17. Depressive Stimmung

D. Handlungsanweisung in Akutsituationen
18. Aufnahme in die Einrichtung
19. Einweisung in eine psychiatrische Klinik
20. Um-/Auszug

---

[16] Arbeitshilfen wurden in Anlehnung an die Empfehlungen für Leistungsstandards in der gerontopsychiatrischen Pflege von *Barbara Höft* (Psychiatrie-Verlag 1999) entwickelt.

5.4 Besonderheiten der Pflegedokumentation

Für die Pflegedokumentation wurden neben den allgemein gültigen Arbeitsblättern ein Fragebogen zur Biografiearbeit ergänzend – darauf aufbauend ein Anamneseblatt sowie Leistungsnachweise für Früh-, Spät- und Nachtdienst – entwickelt[17] (siehe Anhang 2):

5.5 Beschreibung der Ausstattung

5.5.1 Räumlich, infrastrukturelle und sächliche Ausstattung, finanzielle Mittel

5.5.1.1 Ressourcen und Anforderungen

Räumliche Anforderungen bzw. Richtlinien
Demente Bewohner sind häufig auf der Flucht und suchen Zuflucht zu gewissen Nahtstellen, an denen sich bestimmte Aktivitäten vollziehen.

Der Bereich um den Haupteingang bzw. das Foyer in den verschiedenen Wohnbereichen ist hier von besonderem Interesse.

Die Gestaltung dieser Bereiche, die von den Mitarbeitern stets leicht kontrollierbar und überschaubar sein müssen, sollten den Bedürfnissen der demenziell erkrankten Bewohnern Rechnung tragen:
Zur Gestaltung gehören:
- Altersgerechte, bequeme Sitzmöglichkeiten, die zum Verweilen anregen
- Grünpflanzen
- Aquarium
- Vogelvoliere
- Gute Lichtverhältnisse (mind. 500 Lux), rutschfeste Gestaltung der Fußböden und Vermeidung sämtlicher – auch visueller – Barrieren, um einer erhöhten Sturzgefahr entgegenzuwirken.
- Orientierungshilfen wie Fotos, Bilder und bewohnertypische Symbole sollen Gedächtnisschwächen und kognitive Defizite ausgleichen und zur Erleichterung von Wahrnehmung und Orientierung betragen.
- Handläufe müssen Bewohnern mit motorischer Unruhe Sicherheit geben.
- Lichthöfe als Sitzecken (Zeitschriften, Körbe mit Tüchern etc.) sollen ein Gefühl von Geborgenheit geben und den häufig endlos wirkenden Fluren den Charakter von finsteren Sackgassen nehmen.
- Als ideale Lösung wäre eine kreisförmige Gestaltung des Flures als Rundgang vorstellbar.

---

[17] Entwickelt unter der Leitung von *Utecht* und *Menzel*, Magdeburg.

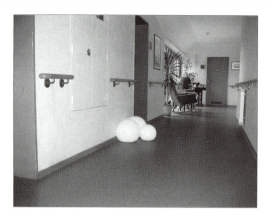 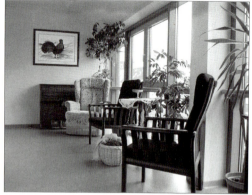

Schaffung von zwei Wohnbereichen. Ein Bereich mit zehn Plätzen, ein zweiter Wohnbereich mit elf Bewohnerplätzen.

Im Einzelnen sollten in der baulichen Gestaltung und in der Ausstattung der Räumlichkeiten folgende Kriterien Berücksichtigung finden:

Bewohnerzimmer
- Nach Möglichkeit Einzelzimmer
- Kennzeichnung der Zimmertüren mit individuellen Symbolen
- Eigene Möblierung, die vertraute Atmosphäre schafft
- Schrank, Kommode zum Kramen
- Eine vertretbare (die Sicherheit nicht gefährdende) Unordnung sollte gestattet sein
- Türen nicht verschließen, Zugang zum Zimmer muss stets gewährleistet sein

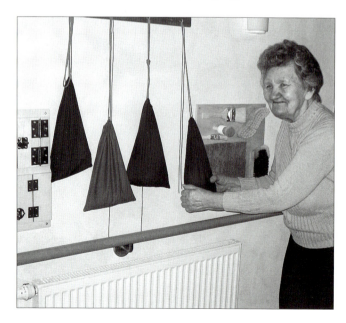

Gemeinschaftsräume
- Speiseraum
- **Möblierung** (Einzelstücke), die ein häusliches und vertrautes Flair ausstrahlt,
- **Kontrastreiche Platzgestaltung**, die besonders individuelle, biografische Merkmale berücksichtigt,
- **Tische** mit optisch wahrnehmender Umrandung und dekorativer Gestaltung (Blumen, Platzdeckchen etc.) mit unterfahrbarer Höhe und entsprechender Größe, um, wenn gewünscht, Kommunikation zu erleichtern.
- **Geschirr**, bequem in der Handhabung, farblich unterschieden zum Tisch bzw. Tischtuch

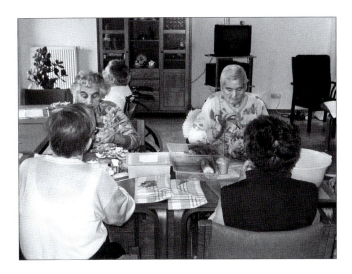

Aufenthaltsräume
- Gute Beleuchtung
- Kein Ordnungszwang
- Möblierung wie daheim, um Kontakte zu erleichtern
- Schrank mit Textilien und Gegenständen, die alle benutzen dürfen
- keine Abgrenzung zwischen Mein und Dein
- Atmosphäre muss einladen und zum Mitmachen motivieren
- hauswirtschaftliche Aktivitäten, handwerkliche Tätigkeiten
- sportliche und gymnastische Beschäftigung

Garten und Freibereich
- Zugang zum Garten soll frei zugänglich und ebenerdig sein,
- Überschaubarkeit des Geländes für Mitarbeiter muss gegeben sein
- Plätze zum Verweilen (Brunnen, Laube, Gartenschirme etc.) sind eine Voraussetzung für Entspannung und Erholung,
- Rundumweg, der mit weglaufsicherer Umzäunung versehen ist, gibt allen Schutz und Sicherheit,
- breite und barrierefreie Wegführung ist erforderlich.

Orientierungshilfen
- Eine orientierungserleichternde Umgebung ist übersichtlich geordnet.
- Es wird an gedämpftes Licht in den Abend- und Nachtstunden gedacht und stimulierende Musik wird bewusst ausgewählt und zielgerichtet eingesetzt (keine Geräuschkulisse).

Persönliche Orientierungshilfen:
- große und deutliche Namenszüge, Hinweise auf Geburtstag und Alter, Familienfotos, große Spiegel (an unübersichtlich wirkenden Stellen – z. B. Flurenden)

Situative Orientierungshilfen:
- Pflegende erklären ihre eigene Vorgehensweise, schreiben Gesagtes (z. B. Termine) auf Merkzettel zur sichtbaren Erinnerung.

Zeitliche Orientierungshilfen:
- werden durch Uhren, Orientierungstafeln (Tag, Monat, Jahr) ermöglicht
- werden durch Jahreszeitenbilder und Blumen vermittelt, zeitliche Tagesabläufe werden gleich- und regelmäßig gestaltet (Essen, Trainings- und Ruhezeiten)[18]

5.5.1.2 Beschreibung der räumlichen und sächlichen Ausstattung

Ein alter Mensch, der gerontopsychiatrisch erkrankt ist, braucht für seinen letzten Lebensabschnitt stabile Verhältnisse und ein richtiges Zuhause. Dies bedeutet hier eine wohnliche Atmosphäre, kleine und eigene Räume, Rückzugsmöglichkeiten, denn jeder Mensch braucht eine Privatheit. Um den Bedürfnissen und Ansprüchen dieser Menschen gerecht zu werden, müssen wir einige bauliche und sächliche Veränderungen vornehmen:

Räumliche und sächliche Ausstattung (äußere Milieugestaltung)
Das Prinzip der äußeren Milieugestaltung beruht darauf, eine Anpassung des Wohnumfeldes eines gerontopsychiatrisch veränderten Menschen zu finden und somit seine beeinträchtigten Wahrnehmungen der emotionalen Erlebniswelt, seines Verhaltens und seiner Ressourcen zu unterstützen.

Dies bedeutet, dass durch die Schaffung einer wohnlichen Atmosphäre ein Stück Normalität für den Bewohner erreicht wird.

In unserem Haus ist es jetzt schon möglich bzw. erwünscht, eigenes Inventar, besonders jenes mit großem Erinnerungswert, wie Möbel, Bilder usw., mitzubringen. Von den Mitarbeitern wird akzeptiert, dass jeder Bewohner seine Ordnung in seiner Wohnung so halten kann, wie er es für angemessen hält. Es werden dem Bewohner Biografie entsprechende Orientierungshilfen z. B. an den Wohnungstüren angeboten. Um Jahreszeiten und festliche Höhepunkte erkennbar zu machen, werden gemeinschaftlich genutzte Räumlichkeiten und Bewohnerzimmer entsprechend dekoriert.

---

[18] Ausarbeitung von *Menzel* und *Kokot*, Magdeburg 2002.

Beschreibung der Ausstattung

Unser Ziel ist es, in Zusammenarbeit mit dem Bewohner und Angehörigen zu erreichen, dass vermehrt eigene liebgewonnene Möbelstücke bzw. eigene Sachen mitgebracht werden, dass jedem Bewohner durch seine Bezugspflegekraft, seiner Biografie entsprechende Orientierungshilfen angeboten werden, dass sich auch die wohnliche Atmosphäre in den gemeinschaftlich genutzten Räumen bzw. Fluren verbessert und dass ein Snoezelenraum geschaffen wird.

Aus diesem Grund haben wir vor, den gesamten Wohnbereich einschließlich der Bewohnerzimmer durch eine harmonisch (warme Farben) Farbgebung zu gestalten. Es müssen ausreichend Sitzmöglichkeiten in den Fluren angeboten werden, sowie ein Schutz vor zu intensiver Sonneneinstrahlung. Ebenso wird eine ausreichende Beleuchtung des Wohnbereiches mit 500 Lux erfolgen, die in Richtung Ausgang dunkler wird, um somit eine »Weglauftendenz« zu mindern.

Es wird dafür gesorgt, dass es genügend Rückzugsmöglichkeiten für die Bewohner gibt. Dies bedeutet, jeder kann jeden Raum nutzen. Weiterhin wird die »Unordnung« der Bewohner zugelassen (siehe Angehörigenkonzept)

Die einzelnen Wohnflure werden mit biografisch bekannten Straßennamen versehen, es werden Wegweiser (z. B. Café usw.) aufgestellt bzw. angebracht. In den Fluren werden Garderoben angebracht, um diesen einen wohnlichen Charakter zu verleihen.

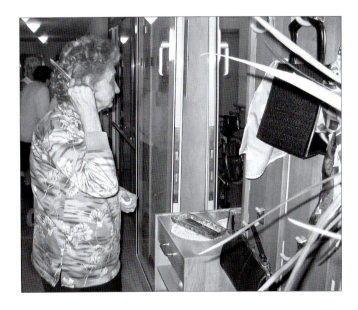

Das Wohnbereichsbad wird umgestaltet, es soll durch eine harmonische Farbgebung, Aufstellen von Pflanzen und diverser Dekoration zu einer Oase der Ruhe werden.

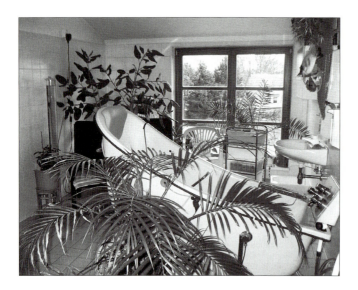

Zur Erleichterung der Orientierung sollen kleine, überschaubare Tagesräume, sowie mehrere Sitzgruppen geschaffen werden. Das wollen wir erreichen durch:
- Umbau Schwesterndienstplatz: offene Gestaltung des Schwesterndienstplatzes und zum Datenschutz abschließbare Dokumenten- und Medikamentenschränke.
- Umbau Wohnbereichsküche: Schaffung eines offenen Tresens mit Einbauherd durch Abbruch der Wand. Küche und Speiseraum werden zu einem Raum umgebaut. Arbeitsplatte soll erneuert werden, Schrankunterteil (Herd) ebenso.
- Umgestaltung der jetzigen Sitzecken durch Tastwände, Wassersäulen, Glockenspiel etc.
- Gestaltung der Flure: Hängepflanzen, Garderoben, Spiegel, Truhen zum »Kramen«, neue Bezugsstoffe.
- Sitzecke am Schwesterndienstplatz: Schaukelstuhl, neue Sessel, Beistelltisch, Nähkasten, »Toilettentische«, jetzige Sitzmöbel werden umgestaltet.
- Orientierungshilfen, Beleuchtung im Flurbereich
- Einrichtung Snoezelenraum: vergrößern durch Umbau WB-Küche und Abstellraum, Wasserbett, Lichtschnüre, Effektlampe, Wassersäule, elektrische Duftverbreiter, Teppichboden, Baldachin
- Verlegung Teppichboden im Flurbereich und Dienstplatz

5.5.1.3 Milieugestaltung

Unter Milieugestaltung werden weniger Veränderungen in der physikalischen Umwelt, als vielmehr Veränderungen der sozialen und interpersonalen Atmosphäre verstanden.

Das Milieu in einem Altenheim wird geprägt
- von den Menschen, ihren Erfahrungen, Bedürfnissen, Träumen, Traditionen, Hoffnungen, Grenzen, Ideen und der Art des Zusammenlebens der Bewohner und Mitarbeiter
- von der Umwelt, den Räumen, der Hierarchie, den regeln, den Abläufen, den Strukturen, den Hilfsmitteln, dem »Klima« und der Möglichkeit, sich mit dem Haus zu identifizieren.

Ziel der Milieugestaltung ist es daher, mit den in unserem neu geschaffenen Bereich lebenden und arbeitenden Menschen eine Umwelt zu entwickeln, in denen die unterschiedlichen Bedürfnisse, Fähigkeiten, Wünsche einen Platz finden und unterstützt werden.

Der Ansatz der Milieugestaltung erfolgt im gesamten Umfeld und nicht an einer einzelnen Person. Ausgegangen wird davon, dass gerontopsychiatrisch veränderte Menschen sich am wenigsten über negative Umweltbedingungen hinwegsetzen können. Ihre eingeschränkte Bewältigungsfähigkeit macht sie hinsichtlich belastender Umwelteinflüsse im Heim besonders verletzlich. Um eine Atmosphäre der Sicherheit, Geborgenheit und Akzeptanz herzustellen und das Führen eines menschenwürdigen, den Bedürfnissen und Fähigkeiten der Person entsprechenden Lebens zu ermöglichen, sollen verschiedene Therapieangebote erfolgen. Über diese wird im Folgenden ein Überblick gegeben:
- Die Pflege und Betreuung der gerontopsychiatrisch veränderten Bewohner soll in zwei feststehenden Gruppen erfolgen (zehn und elf Bewohner). In beiden Gruppen sind jeweils Präsenzkräfte anwesend. Unterstützt werden diese durch die bereichübergreifende Pflegefachkraft, durch hauswirtschaftliche und Küchenkräfte, sowie durch ehrenamtliche Mitarbeiter und Angehörige.
- Der Kontakt zu unserer Umwelt wird durch unsere Wahrnehmungsorgane ermöglicht. Gerontopsychiatrisch veränderte Menschen haben Einschränkungen in der Wahrnehmungsfähigkeit, insbesondere in der Sehfähigkeit, der Hörfähigkeit, der taktilen Sensitivität. Sie sind oft nicht oder nur unzureichend orientiert.

Mit unseren Therapieangeboten wollen wir versuchen, diese Wahrnehmungsstörungen auszugleichen. Die Bewohner sollen auf verschiedene Weisen angesprochen und stimuliert werden. Das geschieht zum einen durch die geplante räumliche Ausstattung und vor allem durch Therapien, wie **Validation, basale Stimulation, Snoezelen, 10-Minuten-Aktivierung, individuelle Einzelbeschäftigung, Tagesgestaltung** entsprechend der Biografie dieser Bewohner. Diese Therapievorschläge sind im Einzelnen unter dem Punkt Pflege- und Sozialkonzept erläutert.

5.5.2 Personelle Ausstattung

5.5.2.1 Personalplanung

Alle oben beschriebenen Maßnahmen erfordern neben entsprechenden baulichen und organisatorischen Veränderungen eine ausreichende personelle Ausstattung. Dabei sind nicht nur Fachlichkeit und Erfahrung gefragt, sondern auch ein ausreichender Zeitrahmen, um alle den Bewohner betreffenden direkten und indirekten Leistungen angemessen durchführen zu können. Gerontopsychiatrische Pflege ist höchst zeitaufwändig, emotional anspruchsvoll und belastend, wenn sie fachgerecht ausgeführt wird. Das Umsetzen dieses Konzeptes betrifft das ganze Haus. Für alle Bereiche bedeutet dieses Konzept Veränderung in der gesamten Tagesstruktur. Ebenso muss sich die Zusammenarbeit der Bereiche verändern, alle Bereiche müssen Verständnis haben für den »anderen« Bereich! Die Mitarbeiter des 1. Wohnbereiches müssen erkennen, dass der 2. Wohnbereich eine gewisse Entlastung für den ersten bringt.

Weiterhin stellt sich die Frage: Welche Mitarbeiter wollen/sollten in Zukunft in welchem Bereich arbeiten? Es muss eine Umsetzung von Mitarbeitern innerhalb des Hauses erfolgen. Entscheidend für eine Tätigkeit in diesem neuen Bereich ist, dass die Mitarbeiter diese vielfältigen Aufgaben kompetent und qualitätssichernd erfüllen können. Die Mitarbeiter übernehmen hier ein hohes Maß an Verantwortung.

Aus diesem Grund sollen die Mitarbeiter nach Möglichkeit frei entscheiden können, welchem Bereich sie zugeordnet werden. Dabei sind ihre fachlichen und persönlichen Kompetenzen zu überprüfen.

> **Beachte:**
> An jedem Tag im Jahr muss, ohne reduzierte Einsatzpläne an Wochenenden und Feiertagen, tagsüber eine permanente Bezugsperson für die einzelnen Gruppen zur Verfügung stehen.

Im Nachtdienst sind eine Pflegefachkraft und eine Pflegehilfskraft für das gesamte Haus anwesend. Als Hilfskraft soll hier in Zukunft unser geschultes Personal eingesetzt werden, da auch hier mit einem erhöhten Betreuungsaufwand zu rechnen ist. Fundierte Kenntnisse speziell in der Kommunikation mit psychisch veränderten Bewohnern, in integrativer Validation sind erforderlich (zurzeit arbeitet ein Zivi als Hilfskraft im Nachtdienst).

Die Position der Bezugskraft wird nicht zwingend mit einer Fachkraft besetzt, Schwerpunkt ist die Betreuung der betroffenen Bewohner. Deshalb könnte eine Fachkraft für beide Bereiche verantwortlich sein.

Die Präsenzkraft übernimmt hauswirtschaftliche Aufgaben, Betreuungsleistungen und die sozialpsychologische Betreuung. Als Kontaktpflegerin wird sie den Ablauf der Alltagsaktivitäten in den Tagesablauf einfließen lassen.

Mehrere Mitarbeiter übernehmen im Früh- und Spätdienst nach bestimmtem Tages- und Wochenzeitraster das Amt der zentralen Bezugsperson. Hier wird bedacht, dass sich der Personaleinsatz möglichst flexibel an den täglichen Arbeitsspitzen orientiert. Durch diese flexible Dienstplangestaltung kann das Mitarbeiterpotential besser und rationeller genutzt werden.

Die Gewährleistung der ständigen MA-Präsenz von 06.15 Uhr bis 21.00 Uhr (Nachtdienst zusätzlich für das gesamte Haus).

Grundlagen der Personalberechnung:
Besetzung pro Tag in Stunden   50,5 h
Vorhaltung an 365 Tagen 365 x 50,5   18432,5 h
Nettoarbeitszeit in h einer Vollzeitkraft   1653,0 h   11,15 VZK

Zur Tagesbesetzung: 06.15–14.00 Uhr   3 MA   21,0 h
                     13.45–15.00 Uhr   2 MA   2,0 h
                     15.00–21.00 Uhr   3 MA   18,0 h
                     20.45–06.30 Uhr   1 MA   9,5 h
                     gesamt: 50,5 h

bei 21 BW

Ist:
- 17,925 VbE für gesamtes Haus mit PDL d. h. ein Personalschlüssel von 1:2,85
- Fachkräfte 51,09 %, Hilfskräfte 48,55 %
- Fach- und Hilfskräfte sind in beiden Bereichen gleichmäßig verteilt
- Derzeit 0,8 VbE SD für gesamtes Haus
- Ist- Personal WB II: 4,375 FK + 2,5 HK = 6,875 VbE (Personalschlüssel von 1:3,05)

Soll:
- Im WB II ist der Anteil an FK nicht so hoch, Schwerpunkte bilden hier Betreuung und hauswirtschaftliche Tätigkeiten. Diese stehen hier im Vordergrund
- 0.8 VbE SD für einen Bereich
- Personalschlüssel von 1:2 (3,2 VbE FK + 6,5 VbE HK + 0,8 VbE SD)
- Mehrbedarf 3,625 VbE
- Gesamt 10,5 VbE

Soll WB I:
- Im WB I wird Anteil an FK zwangsläufig höher sein müssen. Schwerpunkte bilden hier grund- und behandlungspflegerische Tätigkeiten bei schwerpflegebedürftigen Bewohnern
- 0.25 VbE SD für einen Bereich
- Personalschlüssel von 1:2 (7,05 VbE FK + 3,2 VbE HK + 0,25 VbE SD)
- Gesamt 10,5 VbE

6 Besondere Konzepte

6.1 Sozial- und Pflegeaspekt

Die gerontopsychiatrischen Wohngruppen im Caritas Altenpflegeheim »St. Vinzenz« stellen eine Betreuung nach dem segregativen Ansatz dar, die räumlich und organisatorisch eine eigenständige Einheit innerhalb der vollstationären Einrichtung bildet.

Innerhalb dieses Rahmens soll mit der besonderen Betreuung für verhaltensauffällige demenziell erkrankte Menschen ein geeignetes Milieu geschaffen werden. Wesentliche Merkmale dieser Versorgung sind:
- ein festes Mitarbeiterteam mit entsprechender Fachlichkeit und Haltung
- eine angemessene bauliche Gestaltung
- die Realisierung einer sachgemäßen Milieugestaltung
- eine Alltagsorientierung des Tagesablaufes nach den Bedürfnissen der Bewohner
- die Homogenität der Bewohnergruppe.

Ziel ist eine Verbesserung der Pflege und Betreuung Demenzkranker durch ein angemessenes Versorgungskonzept, das u. a. durch die Anpassung der Lebenswelt zu einer Stressminimierung, ggf. zur Reduktion von Verhaltensauffälligkeiten sowie des Psychopharmakabedarfes führt und somit das Wohlbefinden der Betroffenen steigert bzw. Belastungen der Mitarbeiter reduziert.

Im Rahmen der besonderen gerontopsychiatrischen Wohngruppen werden Bewohner berücksichtigt, die folgende Kriterien erfüllen:
- Es muss eine therapeutisch nicht beeinflussbare Demenzerkrankung mit einer Ausprägung von weniger als 17 Punkten im Mini-Mental-State[19] vorliegen.
- Grundsätzlich muss eine Pflegestufe gemäß § 15 SGB XI durch die Pflegekasse beschieden sein.
- Die Einrichtung verpflichtet sich zu einer lückenlosen Pflegedokumentation, die dem spezifischen gerontopsychiatrischen Bedarf entspricht.
- Es werden definierte Verhaltensauffälligkeiten nach Art und Umfang nachgewiesen.[20] Bei Neuaufnahmen hat eine Verhaltensbeobachtung in der Regel zweimal im Abstand von zwei Wochen zu erfolgen. Die Erfassungsbögen für Verhaltensauffälligkeiten sind Teil der Pflegedokumentation.
- Die Demenzkranken müssen mobil sein, damit sie an spezifischen Angeboten der besonderen Betreuung Anteil nehmen können. Die Einrichtung verpflichtet sich, die Einhaltung der Kriterien jederzeit mittels der Pflegedokumentation den Pflegekassen und/oder dem Sozialhilfeträger bei bestehender Leistungsverpflichtung nachzuweisen.

---

[19] Anhang 8: Mini-Mental-Status-Test (MMST).
[20] Anhang 9: Erfassungsbogen für Verhaltensauffälligkeiten

6.1.1 Biografie/biografische Grundhaltung

Beim Einzug in unser Pflegeheim bringt jeder alte Mensch seine individuelle Lebensgeschichte sowie seine besondere Familiengeschichte mit all ihren erledigten und unerledigten Dingen mit.

Aus diesem Grunde sind wir schon jetzt bestrebt, diese Lebensgeschichte nach eigens für diesen Zweck erstellten Biografiebögen zu erforschen, was uns aber bisher noch nicht immer gelungen ist bzw. nicht immer zur Anwendung kam.

Aus diesem Grund soll die Biografiearbeit intensiviert werden. Das heißt:
- Eine unverzügliche Erstellung der Biografie gemeinsam mit dem Bewohner unter Mithilfe der Angehörigen durch die Bezugspflegekraft.
- Angehörige müssen für die Erstellung einer Biografie ihrer Eltern, Ehepartner usw. sensibilisiert werden und deren Notwendigkeit erkennen
- Es muss eine stetige Erweiterung der Biografie erfolgen, z. B. während Beschäftigungsangeboten, in denen Bewohner und Mitarbeiter ins Gespräch kommen. Hierbei sind alle Mitarbeiter gefordert, die mit den einzelnen Bewohnern in Kontakt treten, auch die Mitarbeiter des sozialen Dienstes, die Ehrenamtlichen, Küchenmitarbeiter etc.
- Das biografische Wissen über den Bewohner hat eine unbedingte Auswirkung auf seine Anamnese bzw. seine Pflegeprozessplanung.
- Neu erworbene biografische Fakten müssen der Bezugspflegekraft unverzüglich mitgeteilt werden um eine Anpassung des Pflegeprozesses zu gewährleisten.
- Alle Mitarbeiter kennen die Biografie der zu betreuenden Bewohner und wenden diese stetig an.
- Weiterhin werden alle Mitarbeiter angehalten, sich intensiv mit den zeitgeschichtlichen und sozialen Sachverhalten einer Biografie auseinander zu setzen, um biografisch bedingte Haltungen von Bewohnern besser verstehen zu können.

6.1.2 Planung des Pflegeprozesses

Es ist in unserem Haus eine Selbstverständlichkeit, dass für jeden Bewohner eine bedürfnisorientierte Pflegeplanung durch die jeweilige Bezugspflegekraft erstellt wird.

Zum gegenwärtigen Zeitpunkt ist es uns jedoch noch nicht immer möglich gewesen, gerontopsychiatrische Auffälligkeiten und die sich daraus ergebenen Bedürfnisse optimal einzubringen. Aus diesem Grund befinden sich zurzeit zwei Mitarbeiterinnen in der Ausbildung zum Fachberater für Gerontopsychiatrie. Unser Ziel ist es, bewohnerorientierte Pflegeplanungen mit Bezug auf gerontopsychiatrische Erkrankungen zu erstellen.

Folgende Maßnahmen sollen dazu dienen, dieses Ziel zu erreichen:
- Die Steuerung des Pflegeplanungsprozesses erfolgt durch eine primäre Bezugspflegekraft.
- Die erworbenen biografischen Kenntnisse über den Bewohner sowie Hinweise der Angehörigen haben unbedingten Einfluss auf die Planung des Pflegeprozesses durch die Bezugspflegekraft.

- Probleme der Gestaltung des täglichen Lebens müssen von allen Mitarbeiterinnen erkannt werden und unverzüglich an die Bezugspflegekraft weitergeleitet werden, um eine entsprechende Anpassung der Pflegeplanung zu gewährleisten.
- Probleme, Ressourcen, Ziele und Maßnahmen einer Pflegeplanung für Bewohner mit gerontopsychiatrischen Veränderungen müssen eindeutig beschrieben werden.
- Hierzu sollen zukünftige Fachberater für Gerontopsychiatrie beratende Unterstützung für Bezugspflegekräfte geben.
- Pflegeplanungen müssen ständig mit dem Team besprochen werden und evaluiert werden.
- Nach Erstellung der Pflegeplanung bzw. nach einer erfolgten Veränderung dieser erfolgt immer ein Pflegeplanungsgespräch mit dem Bewohner und seinen Angehörigen durch die Bezugspflegekraft.
- Für die Erstellung und Veränderung der Pflegeplanung bzw. mit auftretenden Problemen werden Fallbesprechungen als Instrument zur Erstellung der Pflegeplanung genutzt.
- Pflegevisiten dienen als Kontrollfunktion der Pflegeplanung und deren Ergebnisse müssen in diese einfließen.
- Die zukünftigen Fachberater für Gerontopsychiatrie sind ständige Ansprechpartner für die Gestaltung der Pflegeplanungsprozesse.
- Es werden Weiterbildungsmöglichkeiten hinsichtlich der Erstellung von Pflegeplanungen, insbesondere Planungen mit gerontopsychiatrischen Auffälligkeiten, angeboten.

6.1.3 Bezugspflege

Das Ziel der Bezugspflege ist es, ein Vertrauensverhältnis zum Bewohner aufzubauen, um ihm zu ermöglichen, seine verlorengegangene Sicherheit wieder zu erlangen.

In unserem Haus wird die primäre Bezugspflege praktiziert, d. h. die Bezugspflegekraft ist – angefangen von der Heimaufnahme über die Verrichtungen aller Pflegehandlungen – für den Bewohner da. Sie ist für die Erstellung der Dokumentation, die Zusammenarbeit mit den Angehörigen sowie die ärztliche Betreuung des Bewohners zuständig. Dadurch ist sie in der Lage, Ressourcen des alten Menschen genau zu erkennen und zu beurteilen. Jeder Bewohner hat mehrere Bezugspflegekräfte (mindestens zwei Personen).

Die Pflegefachkraft übernimmt die Steuerung des Pflegeprozesses. Um die primäre Bezugspflege für Bewohner mit gerontopsychiatrischen Veränderungen zu optimieren, sollten sich Bewohner und Bezugspflegekräfte zwingend sympathisch sein.

Damit die tatsächliche primäre Bezugspflege gewährleistet werden kann, besteht die Notwendigkeit der Präsenz einer Bezugspflegekraft in jedem Dienst.

6.1.4 Normalitätsprinzip

Bewohner mit gerontopsychiatrischen Veränderungen sollen ein Leben führen können, das dem ihrer nicht behinderten Mitbewohner entspricht, d. h. ein Leben so normal wie möglich. Folglich bedeutet das für den Umgang mit diesen Menschen, dass der Tagesablauf an die häusliche Normalität bzw. Lebensaktivität erinnert.

Zum jetzigen Zeitpunkt sind die Angebote oft nicht der Biografie entsprechend.

Unser Ziel ist es deshalb, nur vertraute und erwünschte Tätigkeiten anzubieten. Aus diesem Grund ist es wiederum wichtig, jede einzelne Biografie der Bewohner nach typischen Tätigkeiten zu erforschen. Aus diesen Aktivitäten wird eine Angebotspalette von Tätigkeiten (z. B. Haus- u. Gartenarbeit, Sticken, Basteln usw.) erstellt und den Bewohnern angeboten. Hierbei muss unbedingt beachtet werden, dass es zu keiner Über- bzw. Unterbelastung der Bewohner kommt.

6.1.5 Alltagsgestaltung

Durch eine angemessene und biografisch angepasste Alltagsgestaltung wird für den Bewohner ein normaler Tagesrhythmus geschaffen, der wiederum zu Wohlbefinden und Vertrautheit führt und Sicherheit verschafft.

In unserem Haus ist es noch nicht möglich, gerontopsychiatrisch veränderte Personen einzeln oder in Gruppen zu betreuen. Es gibt keinen festen Rhythmus bei den Aktivitäten. (Tagesrhythmus). Die Betreuung nachtaktiver Bewohner ist ebenfalls noch nicht vollends gewährleistet. Es können lediglich Getränke (Tee) und ein Imbiss angeboten werden.

Unser Ziel ist es, eine angemessene Wochen- und Tagesstruktur mit einem gleichbleibenden Angebot zu schaffen und eine Nachtbetreuung in Form von Aktivitäten (gemeinsame Gespräche, Fotoalben ansehen etc.) sowie ein Nachtcafé anzubieten.

Aus diesem Grunde sollen zwei Wohngruppen geschaffen werden (zehn Bewohner, elf Bewohner). Hierdurch wird es möglich, durch intensive Beobachtung und biografische Kenntnisse der Bewohner zu erkennen, was sie hinsichtlich Beschäftigung bzw. Aktivitäten wünschen und es ist möglich, individuelle Einzelbeschäftigungen zuzulassen, wobei immer darauf zu achten ist, dass das Ergebnis nicht zählen darf und die Bewohner nicht überlastet werden. Hierzu soll ein offener Küchenbereich dienen. Dadurch sollen z. B. hauswirtschaftliche Aktivitäten angeregt und angeboten werden. Ein Tresen soll zum Verkauf genutzt werden. Es wird eine Tafel aufgestellt, auf der die Verkaufsangebote sichtbar gemacht werden. Ebenfalls wird es ein Hinweisschild mit den Öffnungszeiten der Verkaufsstelle im Eingangsbereich geben.

6.1.6 10-Minuten-Aktivierung

Mit der 10-Minuten-Aktivierung soll bzw. kann das Langzeitgedächtnis der gerontopsychiatrisch veränderten Bewohner aktiviert werden.

Durch den gezielten Einsatz von vertrauten Gegenständen aus dem täglichen Leben der Betroffenen soll an die Vergangenheit angeknüpft werden, d. h. es werden biografisch verankerte Fähigkeiten wieder aufgespürt und es können sich dadurch Rückbesinnungen und Gespräche entwickeln, die wiederum zu einer Vervollständigung der Biografie eines Bewohners beitragen können und somit zu einem besseren Verständnis der Mitarbeiter für den Bewohner führen.

Zum jetzigen Zeitpunkt findet die 10-Minuten-Aktivierung nur selten und in unregelmäßigen Abständen in unserem Haus statt. Hierbei kommt es nicht selten zu einer Überforderung der psychisch veränderten Heimbewohner, da sie mit nicht veränderten Bewohnern in einer Gruppe aktiviert werden. Aus diesem Grunde soll die 10-Minuten-Aktivierung als kontinuierliches Angebot für gerontopsychiatrisch veränderte Bewohner stattfinden, ohne sie zu überfordern. Dementsprechend muss eine Weiterbildung der Mitarbeiter stattfinden, die sie befähigt, die 10-Minuten-Aktivierung durchzuführen.

Es müssen Materialien (wie z. B. Wolle, Tücher, Gürtel, alte Haushaltgeräte etc.) angeschafft werden. Diese Materialien werden nach den Themen des Alltagsgeschehens geordnet und in dazu eigens beschrifteten Kartons gesammelt. Arbeitsbeschreibungen nach Schmidt-Hackenberg werden zum einzelnen Thema erstellt. Somit wird es möglich, die Aktivierung ohne Vorbereitung zu jeder passenden Zeit einzusetzen, auch nachts.

6.1.7 Integrative Validation (nach Nicole Richard)

Die Integrative Validation (IVA) ist eine Wertschätzung (Kommunikationsform bzw. Grundhaltung) dem gerontopsychiatrisch veränderten Bewohner gegenüber, um mit ihm in Einklang zu kommen und sei es auch nur für einen kurzen Augenblick.

Das Ziel der IVA ist es, dem veränderten Bewohner das zu bieten, wonach er in seiner Not das größte Bedürfnis hat: Sicherheit und Vertrauen als Mittel gegen die Angst!

Durch einen unterschiedlichen Kenntnisstand der Mitarbeiter ist die Durchführung der Integrativen Validation nach *Nicole Richard* oft nicht möglich. Aus diesem Grund müssen alle Mitarbeiter des gerontopsychiatrischen Wohnbereiches (Pflegekräfte, Hauswirtschaftskräfte, Heimleitung usw.) in der IVA geschult werden und sie muss zu einer Grundhaltung aller Mitarbeiter gegenüber den Bewohnern werden. Deshalb wurde die Schulung in integrativer Validation als Weiterbildungsschwerpunkt für das Jahr 2003 aufgenommen.

Wichtig für die Durchführung der IVA ist wiederum die Kenntnis der Biografie der zu betreuende Bewohner.

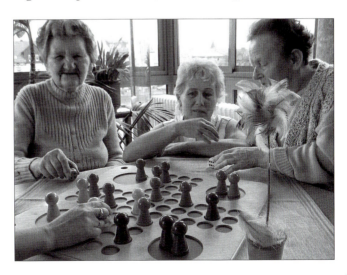

6.1.8 Basale Stimulation

Die basale Stimulation ist eine Möglichkeit zur Förderung wahrnehmungsgestörter Menschen.

Wir erfahren unsere Umwelt durch den aktiven Umgang mit Dingen. Erst durch diesen aktiven Umgang wird uns unsere Umwelt bewusst.

Wie schon in der Milieugestaltung benannt, haben gerontopsychiatrisch veränderte Menschen Einschränkungen in ihrer Wahrnehmungsfähigkeit:

- Einschränkungen der taktilen Sensitivität: Eine Ursache kann hier die mangelnde Tätigkeit mit den Händen sein. Somit fehlt ein stetiges Reiz- und Übungsangebot für die taktile Wahrnehmung.
- Einschränkungen in der Hörfähigkeit: Ständig gleich bleibend vorhandene Geräusche werden aus der aktiven Wahrnehmung ausgeblendet.
- Einschränkungen des Sehfähigkeit: Das Auge erhält immer gleich bleibende Impulse. Es kann nicht mehr selbstständig für aktive Veränderungen sorgen. Bilder verschwimmen.
- Einschränkungen in der Fähigkeit zu riechen: Angenehme oder unangenehme, gleich bleibende Gerüche werden nach einiger Zeit nicht mehr wahrgenommen. Man gewöhnt sich daran.

Mit der basalen Stimulation versuchen wir, die Wahrnehmungsfähigkeit der gerontopsychiatrisch veränderten Bewohner zu fördern und zu erhalten. Dies soll durch Aktivitäten geschehen, die in der Grundpflege integriert sind, die also keinen zusätzlichen Zeitaufwand benötigen. Hierzu gehören z. B. eine belebende oder beruhigende Ganzkörperpflege, eine atemstimulierende Einreibung, aktive Bewegungsübungen, Beschallungen mit Entspannungsmusik, Fuß- und Beinmassagen oder Ganzkörpermassagen. Die konsequente, geduldige und auf den Bewohner zugeschnittene Stimulation bietet ihm die Chance, wieder mehr von dem wahrnehmen zu können, was ihm längst verlorengegangen ist.

6.1.9 Snoezelen

Das Snoezelen-Prinzip beruht auf der Vermittlung von angenehmen Empfindungen in einer entspannten, vertrauten Atmosphäre. Die Sinnesstimulierungen sprechen die primären Sinne an; geistige Aktivität ist nicht unbedingt erforderlich. Vertrauen und Entspannung werden gefördert. Snoezelen schafft eine Umgebung, in der Entspannung durch sanfte Stimulation erfolgt. In vielen Fällen beteiligen sich mehr als eine Person. Kommunikation und Verständnis werden durch die Beseitigung jeglichen Leistungsstresses gefördert. Vertrauen wird aufgebaut. Menschen mit Sinnesstörungen scheinen die visuellen, akustischen und taktilen Reize zu genießen. Die Pflegekräfte nehmen an diesen Erfahrungen teil, wodurch sie wiederum ihre Bewohner als glücklich erleben und messbare Erfolge in der Betreuung erleben.

Ursprünglich wurde Snoezelen für Menschen mit Sinnesstörungen und Lernschwierigkeiten entwickelt. Snoezelen hat einen positiven Einfluss auf Menschen mit einem sehr auffälligen und autoaggressiven Verhalten. Ältere und verwirrte Menschen, die sich nur schwer in der Realität zurechtfinden, scheinen dieses Konzept der primären Sinnesstimulierung zu genießen. Es hat einen beruhigenden, entspannenden Effekt. Durch Snoezelen können wir Eindrücke und Empfindungen vermitteln, die die Lebensqualität der betreffenden Menschen verbessern.

Dies geschieht durch speziell gestaltete Snoezelenräume. In unserem Snoezelenraum soll folgende Grundausstattung vorhanden sein:
Wasserbett, Lichtschnüre, Effektlampe, Wassersäule, elektrischer Duftverbreiter, Teppichboden, Baldachin, Musikinstrumente und Klangkörper zum Erzeugen von Klangeffekten, Kissen und Decken.

6.1.10 Einbeziehung eines Mitarbeiters mit ergotherapeutischen Kenntnissen

Zum jetzigen Zeitpunkt verfügt unser Haus über keinen Ergotherapeuten. Eine Mitarbeiterin des sozialen Dienstes mit ergotherapeutischen Fähigkeiten übernimmt derzeit die Betreuung der Bewohner.
Unser Ziel ist es, eigens für den gerontopsychiatrischen Wohnbereich einen Mitarbeiter mit ergotherapeutischen Fähigkeiten zu gewinnen.

Diese Mitarbeiterin bzw. dieser Mitarbeiter soll wie alle anderen Mitarbeiter Verständnis für unsere veränderten Bewohner haben und über entsprechende Weiterbildungen verfügen. Er soll Pflegekräfte und andere Mitarbeiter bei der Betreuung der Bewohner anleiten bzw. unterstützen.

6.1.11 Fallbesprechungen

Fallbesprechungen dienen dazu, sich einen differenzierten und bedürfnisorientierten Zugang zu einem Bewohner zu verschaffen, seine Situation zu überdenken und besser einschätzen zu können, die eigene Haltung zu reflektieren und das eigene Verhalten darauf abzustimmen.

Darüber hinaus sind Fallbesprechungen ein zentrales und unabdingbares Instrument der professionellen Zusammenarbeit des Pflegeteams im Sinne der Qualitätssicherung. Sie bieten die große Chance, die Kompetenzen aller beteiligten Mitarbeiter zu nutzen, um die Situation des Bewohners verstehen und bedürfnisorientiert handeln zu können. Eine Fallbesprechung ist sowohl ein Arbeitsinstrument zur regelmäßigen Reflektion der Gesamtsituation eines Bewohners, als auch ein geeignetes Instrumentarium zur Klärung aktueller akuter Problemstellungen.

Aus diesem Grund müssen Fallbesprechungen bei kontinuierlich auftretenden Problemen mit Bewohnern durchgeführt werden. Moderator der Fallbesprechung soll immer die jeweilige Bezugspflegekraft sein, die gegebenenfalls durch die Fachberater für Gerontopsychiatrie unterstützt wird. Das Ergebnis der Fallbesprechung wird dann als Instrument zur Pflegeplanänderung genutzt.

6.1.12 Dienstübergaben und Besprechungen

Dienstübergaben und Besprechungen dienen einem reibungslosen Informationsfluss, einem Austausch der Mitarbeiter untereinander, um einen reibungslosen Arbeitsablauf zu gewährleisten.

Es gehört in unserem Haus zu einer Selbstverständlichkeit, das Dienstübergaben stattfinden und einmal monatlich eine Besprechung in den einzelnen Wohnbereichen. In unserem neu zu schaffenden, gerontopsychiatrischen Wohnbereich soll dies beibehalten werden, d. h. die Dienstübergaben finden in den jeweiligen Wohngruppen mit den verantwortlichen diensthabenden Mitarbeitern statt. Einmal monatlich findet eine Dienstbesprechung der Mitarbeiter beider Wohngruppen und dem sozialen Dienst statt.

6.1.13 Ausweichmöglichkeiten für Pflegekräfte

Ausweichmöglichkeiten sollen dazu dienen, eine Überlastung der Mitarbeiter zu vermeiden, z. B. nach Krisensituationen mit Bewohnern.

Aus diesem Grund sollen frei gestaltete Sitzgruppen in den Gemeinschaftsräumen, das Etagenbad sowie der Snoezelenraum auch den Mitarbeiter als Rückzugsmöglichkeit dienen, um kurzzeitig zu entspannen und Kraft zu schöpfen.

In regelmäßigen Teambesprechungen können Mitarbeiter über Probleme während ihrer täglichen Arbeit reden, sich mit anderen Mitarbeitern austauschen und erfahren somit Unterstützung und Hilfe.

Weiterhin soll eine vierteljährlich stattfindende Supervision durch einen externen Supervisor helfen, anstehende Probleme zu lösen.

6.2 Hauswirtschaftliche Aspekte

Die Hauswirtschaft produziert nicht nur für, sie lebt mit den Menschen. Daher ist neben fachlichen Kenntnissen, Flexibilität und Sozialkompetenz die Persönlichkeit hauswirtschaftlicher Fach- und Führungskräfte von großer Bedeutung. Sie sollten in der Lage sein, Konflikte wahrzunehmen und zu lösen. Geduld, Einfühlungsvermögen, Toleranz, Zuverlässigkeit sowie ganzheitliches Denken und Handeln sind Voraussetzungen, die die Mitarbeiter der Hauswirtschaft ebenso erfüllen sollen, wie die Mitarbeiter des Pflegebereiches.

6.2.1 Küche

Speisenversorgung bedeutet die Bereitstellung von Speisen und Getränken unter der Berücksichtigung individueller Besonderheiten (Diäten etc.) und Wünsche. Sie bewirkt die optimale Bedarfsdeckung mit allen lebensnotwendigen Stoffen.

Zurzeit gibt es für die Bewohner feste Mahlzeiten. Dies sind insbesondere Frühstück, Mittag- und Abendessen. Dabei werden auch Speisen für Diabetiker und Schonkost angeboten. Darüber hinaus gibt es auch ein zweites Frühstück. Als Angebot für die Bewohner fin-

Hauswirtschaftliche Aspekte

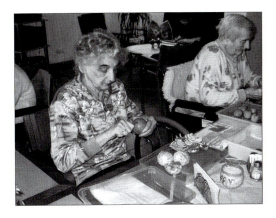
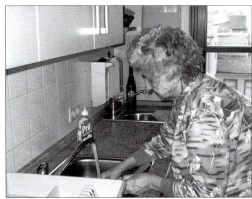

det zweimal in der Woche eine Koch- und Backgruppe statt. Das Essen sollte in diesem Rahmen gemeinsam mit den Bewohnern vorbereitet bzw. vorgekocht und fertig gestellt werden

Ziel ist es, eine flexible Essenszeit zu erreichen. Dabei sollen die Mahlzeiten durch eine Präsenzkraft gemeinsam mit den Bewohnern vorbereitet werden. Im Tagesablauf der Bewohner stellen die Mahlzeiten wichtige Ereignisse und Orientierungspunkte dar. Sie bieten Abwechslung und die Möglichkeit, andere Bewohner zu treffen. Die Qualität der Speisenversorgung messen die Bewohner meist daran, inwieweit sie ihren Wünschen, Bedürfnissen und individuellen Essgewohnheiten entspricht.

Dieses setzt einen intensiven Informationsaustausch zwischen Bewohner/Angehörigen, Mitarbeiter des Pflegebereiches und Mitarbeiter der Küche voraus.

Das Kochen im Bereich dient auch der Stimulation und Wahrnehmung verschiedener Gerüche und Geschmacksnuancen. Eventuell vorhandene alte Gewohnheiten werden so wieder belebt. Grundlage dafür sind die biografischen Unterlagen, wie der Biografiebogen. Alte Essgewohnheiten sollten gezielt zugelassen und gefördert werden. Beispielsweise statt das belegte Brot mit Messer und Gabel zu essen ist es auch üblich, das Brot einfach in die Hand zu nehmen. Das jeweilige Lieblingsessen soll favorisiert werden.

Zur Förderung gewohnter Aktivitäten können die Bewohner abwaschen, Tische eindecken und abräumen oder auch die Wohnbereichsküche aufräumen. Diese Tätigkeiten werden durch bekannte Utensilien (Lappen, Eimer etc.) unterstützt. Ergotherapeutische Mitarbeiter sind bei der Umsetzung dieser Aktivitäten einzusetzen.

Für eine Speise- und Getränkeversorgung in der Nacht werden nach Anforderung an die Zentralküche z. B. Brot, Beutelsuppe, Wurst, Käse, Tee, Kaffee, Saft oder Kakao in der Wohnbereichsküche bereitgestellt.

Bei der Festlegung der Essenszeiten findet die Biografie der Bewohner Berücksichtigung.

Wir können uns folgende Speisenzeiten vorstellen:
Frühstück	8.00 Uhr – 9.30 Uhr
Mittagessen	11.30 Uhr – 13.00 Uhr
Nachmittagskaffee	14.30 Uhr – 15.30 Uhr
Abendessen	18.00 Uhr – 19.00 Uhr
Spätmahlzeit	22.00 Uhr – 23.00 Uhr
Frühkaffee	ab 5.00 Uhr

6.2.2 Reinigung

Mit der Reinigung der Zimmer, Flure, Bäder und des Treppenhauses wird eine Reinigungsfirma beauftragt. Durch eine Mitarbeiterschulung sollen gerade diese Mitarbeiter im Team integriert sein.

Es werden auch individuelle Arbeiten, wie die Reinigung und das Aufräumen der Schränke, Kühlschränke, Fenster, Rollstühle, Sitzbezüge, die Blumenpflege oder Staubwischen vom Personal durchgeführt. Die genannten Arbeiten können durch die Heimbewohner und Mitarbeiter gemeinsam erledigt werden.

Der vorhandene Reinigungs- und Ordnungssinn der Bewohner soll akzeptiert werden. Außerdem ist die Privatsphäre zu beachten. Beispielsweise wird der Schrank eines Bewohners nur nach vorheriger Erlaubnis benutzt und nicht jedes Kleidungsstück muss sofort weggeräumt werden.

Die Reinigungsfirma kann ihr Spektrum erweitern und die Bewohner so weit wie möglich in die Arbeiten integrieren. Dabei ist die Biografie der Bewohner zu beachten und die frühere Umfeldgestaltung zu berücksichtigen.

6.2.3 Wäsche

Die persönliche Wäsche, wie Oberbekleidung, Bettdecken, Wolldecken, Gardinen u. a. wird von den Hilfskräften des Nachtdienstes gewaschen und sortiert. Eine ehrenamtliche Mitarbeiterin verteilt die Wäsche, repariert und bügelt.

Diese Arbeiten können als zusätzliche Aktivitäten genutzt werden. So z. B. das Zusammenlegen und Bügeln von Wäsche gemeinsam mit der Präsenzkraft im Wohnbereich. Dabei kann das Bügeleisen und -brett des Wohnbereiches genutzt werden. Als Grundlage dient auch hierbei die Beachtung der jeweiligen Biografie.

6.3 Tagesablauf

Da wir ein Lebensumfeld für gerontopsychiatrisch veränderte Menschen schaffen, müssen sich die Abläufe in unserem Haus nach den Bedürfnissen und Gewohnheiten dieser Menschen richten, nicht umgekehrt!

Wir stellen uns vor, nach folgender Tagesstruktur den Alltag im neuen Pflegebereich zu gestalten:

6.15 Uhr	Kurze Übergabe der diensthabenden Mitarbeiter
6.30 Uhr	Durchführung der Grundpflege nach den Bedürfnissen und Fähigkeiten der Bewohner auf der Basis der Basalen Stimulation durch die Bezugspflegekraft
7.30–10.00 Uhr	Präsenzkraft bereitet mit den Bewohnern gemeinsames Frühstück vor. Gemeinsame Einnahme des Frühstücks, Verteilung der Medikation durch Pflegefachkraft, Säuberung der Gemeinschaftsräume, des Geschirrs durch Präsenzkraft und Bewohner
9.00–10.00 Uhr	Weiterführung der Grundpflege bei Bewohnern, die länger schlafen, Durchführen der Behandlungspflege, Toilettentraining
10.00–11.00 Uhr	Individuelle Einzel- und Gruppenbeschäftigung nach den Fähigkeiten der Bewohner
10.00–10.30 Uhr	Zweites Frühstück (z. B. gemeinsames Obstschälen)
11.00–11.30 Uhr	Vorbereiten des gemeinsamen Mittagstisches
11.30–12.30 Uhr	Gemeinsames Einnehmen der Mittagsmahlzeit, Medikamenteneinnahme
12.30–13.15 Uhr	Grundpflegerische Leistungen
13.15–14.15 Uhr	Mittagsruhe oder individuelle Beschäftigung
13.30–13.45 Uhr	Dienstübergabe in den jeweiligen Wohngruppen, einmal wöchentlich gemeinsam eine Dienstübergabe von 13.15 bis 14.00 Uhr: Fallbesprechungen, Pflegeplanungsgespräche
14.00–14.15 Uhr	Evtl. Toilettengänge, Begleitung in die Gemeinschaftsräume
14.15–15.00 Uhr	Vorbereiten des gemeinsamen Kaffees, Einnehmen des Kaffees, anschließend Säubern des Geschirrs
15.00–17.00 Uhr	Einzel- und Gruppenbeschäftigung je nach Tagesform der Bewohner
17.00–17.15 Uhr	Toilettengänge
17.15–19.00 Uhr	Vorbereiten des gemeinsamen Abendessens, Einnahme des Abendessens und der Medikation, Nachbereitung
ab 19.00 Uhr	Grundpflegerische Leistungen auf der Basis der basalen Stimulation in Vorbereitung zur Nachtruhe
20.30–20.45 Uhr	Dokumentation
20.45–21.00 Uhr	Dienstübergabe an den Nachtdienst
ab 21.00 Uhr	Weiterführen grundpflegerischer Leistungen, Angebot individueller Beschäftigung, wie: • hauswirtschaftliche Tätigkeiten • 10-Minuten-Aktivierung • Angebote kleiner Snacks und Getränke • Musikhören, Gesprächsangebote

nach 23.00 Uhr	Beruhigende Grundpflege nach der Basalen Stimulation bei stark unruhigen Bewohnern
8.00–10.00 Uhr	Frühstückspause der Mitarbeiter
12.00–13.00 Uhr	Mittagspause der Mitarbeiter
16.00–17.00 Uhr	Abendessen der Mitarbeiter

6.4 Kommunikationsstrukturen in der Einrichtung

6.4.1 Externe Kommunikation

Es ist uns ein Anliegen, unser Haus als offenes Haus zu führen. Ebenso ist uns bewusst, dass wir dringend die Mithilfe der Angehörigen, Betreuer, ehrenamtlichen Mitarbeiter, Ärzten, Apotheken, Therapeuten, der Kirchengemeinde, der Behörden bei der Umsetzung dieses anspruchsvollen Konzeptes benötigen. Aus diesem Grund möchten wir die folgenden Maßnahmen ergreifen, um die Kommunikation zwischen dem Haus und allen extern Beteiligten zu verbessern bzw. zu optimieren:

Angehörige sollen integriert sein:
- Im Erstgespräch auf Situation und Betreuung hinweisen
- Hausbesuche vor Heimaufnahme mit PDL und Bezugspflegekraft (Checkliste), hier: Angebot zur Heimbesichtigung für zukünftige Bewohner
- Verstärkte Begleitung bei Pflege und Betreuung durch Angehörige in der ersten Zeit; Angehörige um Mithilfe bitten bei Arbeiten wie Essen reichen, Begleiten im WB, Beschäftigung nachmittags und abends, kleine pflegerische Tätigkeiten
- Nach 4 Wochen: Gespräch mit Angehörigen/Betreuer, Bewohner führen, (wie hat Bewohner sich eingelebt, Ist-Zustand, hier: auch Pflegeplanungsgespräch führen)
- Angehörigenschulung in Form von Gruppengesprächen: aufklären über Krankheitsbilder, sinnvolle Hilfen, Verhaltensweisen, Ernährung etc.
- Heimzeitung: Themen zu Krankheitsbildern veröffentlichen
- Schulung auch über Info-Mappe
- Schulung in Validation, Sterbebegleitung
- Konfliktgespräche in Form von Mediation, Seelsorge

Mitarbeiterverständnis für Probleme der Angehörigen fördern:
- MA-Schulung im Umgang mit Angehörigen – der Angehörige ist der Experte!
- Fortbildungsplan mit den für Angehörige wichtigen Themen veröffentlichen, mit dem Ziel, dass Angehörige und Mitarbeiter bei gemeinsamen Fortbildungen ins Gespräch kommen

Ehrenamtliche Mitarbeiter
- Aufgabenbereiche genau definieren
- Schulungen über Krankheitsbilder, Schweigepflicht, Dokumentation, wenn möglich, gemeinsam mit Mitarbeitern durchführen
- Gesprächsrunden mit Ehrenamtlichen durchführen
- Info über Biografiearbeit, Mithilfe beim Erstellen der Biografie

- Seelsorge, Beistand in Krisenzeiten
- Zu allen Mitarbeiterveranstaltungen einladen

Miteinander zu Ärzten und Therapeuten fördern,
Verständnis für die Probleme auf beiden Seiten haben
- Zur nächsten Fortbildung Haftungsrecht in der Pflege mit einladen
- Fortbildung von Ärzten für Mitarbeiter, um Miteinander und Verständnis für unterschiedliche Situationen zu fördern
- FA für Gerontopsychiatrie als Ansprechpartner
- Fortbildung mit Therapeuten
- Dokumentation der Durchführung von Behandlungen sowie des Erfolges, Nichterfolges nach Behandlungsabschluss im Visitenblatt und die Durchführung im Grundpflegenachweis, (z. B. unter Bewegung bei Physiotherapie), (Information aller MA erfolgt durch WBL, Information der Therapeuten erfolgt durch PDL)

Nachbarn
- Gegenseitiges Verständnis fördern durch:
- Integration aller Nachbarn zu Festen durch Öffentlichkeitsarbeit
- Info in örtlicher Presse über Arbeit. Leben im Haus
- Konfliktgespräche mit Nachbarn führen

Apotheke
- Hol- und Bring-Dienst zwischen Mitarbeiter der Pflege und der Apotheke optimieren
- jeder MA im Dienst ist verantwortlich, siehe auch Standard Medikation
- Bereitschaftsdienst am Wochenende absichern (PDL verhandelt dies mit der Apotheke)

Kirche
- In den Wohnbereichen bekannt machen
- Kontakt in den Pflegebereichen intensivieren, z. B. durch wöchentliche Besuche bei Bewohnern und Mitarbeitern in beiden Bereichen
- Feste Termine und Verantwortlichkeiten
- Neben der Leitung des Hauses ist der soziale Dienst dafür verantwortlich, Kontakte zu den Kirchengemeinden zu knüpfen und beizubehalten

Altenheime in der Region und innerhalb des Verbandes
- Kontakt und Informationsaustausch weiterhin aufrecht erhalten
- Kontakt zu anderen Einrichtungen intensivieren, hier sind alle Beteiligten in der Verantwortung

6.4.2 Interne Kommunikation

Um eine optimale Qualität in der Pflege und Betreuung gerontopsychiatrisch veränderter Menschen zu erreichen, ist eine lückenlose und umfassende Informationsweitergabe durchzuführen. Hilfe dazu ist das im Anhang dargestellte Besprechungsprofil.

6.5 Fort- und Weiterbildung

Um die vielfältigen und oft komplexen Anforderungen erfüllen zu können, ist eine fundierte fachliche Qualifikation und kontinuierliche Fortbildung aller am Pflegeprozess Beteiligten Voraussetzung. Jeder Mitarbeiter des Hauses soll über ausreichende Grundkenntnisse zu Krankheitsbildern, Symptomen, therapeutischen Maßnahmen und auch über Anleitungen zum konkreten Vorgehen am einzelnen Bewohner verfügen.

Gerontopsychiatrische Pflege stellt neben aller notwendiger Fach- und Sachkenntnis außergewöhnliche persönliche Anforderungen an alle in diesem Bereich tätigen Mitarbeiter. Gerade der Umgang mit gerontopsychiatrisch veränderten Bewohnern konfrontiert die Pflegenden oft mit eigenen Ängsten und Unsicherheiten – werden doch gerade hier Grenzsituationen menschlichen Daseins berührt, Fragen nach Sinn und Zielen menschlicher Existenz und Entwicklung sowie geistigem und körperlichem Verfall aufgeworfen. Wie oft fühlt sich ein Mitarbeiter durch das Verhalten eines Bewohners verletzt und angegriffen und muss seine eigene Kränkung, muss Trauer, Schmerz und Wut unterdrücken! Dabei ist das Wissen um den Krankheitswert des Verhaltens und eine Aussprache über die emotionalen Auswirkungen auf den Einzelnen in Form von Supervisionen und Balint-Arbeit hilfreich. Aus diesem Grund setzten wir Fortbildungsschwerpunkte (siehe Anhang).

6.5.1 Fortbildungsbedarf Mitarbeiter

- Themen wie Basale Stimulation, Validation, Snoezelen, 10-Minuten-Aktivierung sind neue Schwerpunkte und müssen von allen MA belegt werden.
- Die Teilnahme an diesen Schulungen ist für alle Mitarbeiter verpflichtend (zunächst werden die MA des betreffendes Bereichs geschult).
- Vierteljährlich soll Supervision angeboten werden, ein externer Supervisor wird durch HL/PDL ausgewählt. Die Mittel sind bereits im Budget 2003 geplant und genehmigt.
- MA-Pflege: Einmal jährlich wird ein gemeinsamer Abend durch die Leitung geplant.
- Das bestehende Besprechungsprofil wird zur besseren Information verändert (siehe Anhang).
- Die Mitarbeiter des ersten Wohnbereiches benötigen voraussichtlich einen erhöhten Fortbildungsbedarf im Bereich der Behandlungspflege. Wir planen, die Hausärzte zu einzelnen Themen als Referenten zu gewinnen.

6.5.2 Fortbildungsbedarf Ehrenamtliche

Eine sinnvolle Arbeit ehrenamtlicher Mitarbeiter erfordert deren gezielte und geplante Integration ins Gesamtteam. Sie müssen eine Ansprechpartnerin im Haus haben, mit der sie Probleme erörtern und Fragen klären können und die ihren Einsatz koordiniert.

Wichtig ist, diese Mitarbeiter nach einem Einarbeitungsplan einzuarbeiten. Hier soll ihnen Grundwissen über Pflegekonzept, Pflegedokumentation, Aufgabenbereiche, bestimmte Krankheitsbilder, Arbeitsschutz, Schweigepflicht vermittelt werden (s. Anhang).

Als Gegenleistung sollte die Einrichtung neben Anerkennung und ideeller Honorierung der Tätigkeit Fortbildungsmöglichkeiten zur Wissenserweiterung, Begleitung und Aussprachemöglichkeiten anbieten.

Themen sind:
- Schulungen über Krankheitsbilder, Schweigepflicht, Dokumentation,
- Arbeitsschutz (wenn möglich gemeinsam mit Mitarbeitern durchführen)
- Informationsabend zweimal jährlich für Ehrenamtliche und Mitarbeiter durchführen
- Info über Biografiearbeit,
- Seelsorge, Beistand in Krisenzeiten
- zu allen Mitarbeiterveranstaltungen einladen

Die ehrenamtlichen Mitarbeiter werden durch die Pflegedienstleiterin persönlich zu diesen Fortbildungen eingeladen.

6.5.3 Fortbildungsbedarf Angehörige

Die typischen Symptome einer Demenz bewirken im Verlauf der Erkrankung den Verlust der Steuerungs- und Bewältigungsmöglichkeiten der aktuellen Lebenssituation. Bevor eine Heimaufnahme ansteht, hat dieser Prozess sich über Jahre hinweg schleichend entwickelt. Dies wird von den Angehörigen als sehr belastend erlebt.

Trotz oder gerade wegen dieser Belastungen haben sich die Angehörigen in der Regel großes Wissen über spezifische Erkrankungserscheinungen und praktikable Vorgehensweisen zur Förderung noch bestehender Fertigkeiten und zur Kompensation von Störungen angeeignet.

Diese Kompetenz soll in Zukunft von den professionellen Mitarbeitern unseres Hauses anerkannt und in der Zusammenarbeit mit den Angehörigen genutzt werden.
Folgende Festlegungen wurden dazu getroffen:
- Hausbesuche mit PDL und Bezugspflegeperson oder sozialem Dienst vor der Heimaufnahme durchführen.
- Angehörigen bewusst machen, dass Umzüge im Haus möglich und notwendig werden können – **Checkliste** erarbeiten für Angehörigengespräch zum Erstkontakt.
- Angehörigen Konzeptinhalte in Bezug auf Betreuung psychiatrisch veränderte Bewohner mitteilen – **Leitfaden für Angehörige** erarbeiten zum Nachlesen, auf dem Heimantrag vermerken, dass Leitfaden ausgegeben wurde.
- Interne Fortbildungen für Angehörige zu interessanten Themen in der Heimzeitung veröffentlichen. Themen könnten sein: Schulungen über Krankheitsbilder
- Biografiearbeit, Gesprächsführung, Aktivierungsmöglichkeiten, Seelsorge, Beistand in Krisenzeiten.
- Bei auftretenden Problemen Angehörige direkt ansprechen und zur Fortbildung einladen (durch PDL und WBL).
- Konflikte: Mitarbeiter/Angehörigengespräche organisieren – siehe auch Konzept »Beschwerdemanagement«
- Angehörigenabende durchführen – Vorbereitung durch PDL/HL: für Mitarbeiter Freiräume während der Dienstzeit schaffen, Termine festlegen, Raum und Getränke bereitstellen, Referent zum Thema bestimmen, Zeitrahmen festlegen

6.5.4 Fortbildungsbedarf externe Mitarbeiter

Die Zusammenarbeit mit externen Mitarbeitern – Ärzten, Therapeuten, Fremdleistern etc. – hat einen großen Stellenwert für die Qualität der Pflege in unserer Einrichtung. Um das Miteinander bzw. das Verständnis für Probleme auf beiden Seiten zu fördern, ist es notwendig, regelmäßigen Kontakt zu diesen zu halten.

Wir wollen dieses Anliegen wie folgt verwirklichen:
- Ärzte und Therapeuten als Ansprechpartner/Referenten zu Themen der Behandlungspflege und Mobilisation gewinnen.
- Zur nächsten Fortbildung Haftungsrecht in der Pflege externe Mitarbeiter einladen.
- Zur nächsten Fortbildung Dokumentationspflicht in der Pflege Ärzte und Therapeuten einladen.
- Dem Reinigungsservice gemeinsame Schulungen mit den ehrenamtlichen Mitarbeitern ermöglichen.
- Mitarbeiter der Löwenapotheke Zörbig weiterhin als Referenten zu den Themen Ernährungsgrundsätze, Arzneimittel nutzen.

7 Qualitätsentwicklung und -sicherung

7.1 Qualität, Qualitätsmanagement und Qualitätsmanagementsysteme

Mit der Einführung der Pflegeversicherung (SGB XI) wurde Qualitätssicherung gesetzlich vor- und festgeschrieben.

Neben der Tatsache, dass Qualitätssicherungsmaßnahmen per Gesetz gefordert werden, darf festgehalten werden, dass eine Einrichtung ohne Qualitätsmaßnahmen sowohl wirtschaftlich als auch pflegefachlich existenziell ins Wanken gerät.

Um Qualität in der Pflege gewährleisten zu können, müssen alle pflegerischen Maßnahmen in Hinblick auf ihre Wirkung und den damit verbundenen (Pflege-)Zielen festgelegt, definiert werden.

Die Umsetzung des Qualitätsmanagements ist abhängig von der Organisation der Strukturen und Prozesse, die eine Ergebnisqualität zur Folge haben sollen. Dies soll mit Hilfe von Qualitätsmanagementsystemen erreicht werden.

Die Implementierung von Qualitätsmanagementsystemen in Einrichtungen der stationären Altenhilfe ist trotz des Drucks, Qualität in den Einrichtungen (systemisch) nachzuweisen, noch in den Anfängen. Strukturen und Prozesse müssen im Pflegealltag ergebnisorientiert und qualitätsgesichert neu geordnet und umgesetzt werden.

7.2 Internes Qualitätsmanagement als Qualitätssicherungsinstrument

Qualitätssicherung wird heute als Teil des Qualitätsmanagements verstanden. Es geht darum, Verfahren zu entwickeln und zu implementieren, um die gesamte Qualität unseres »Unternehmens« daraus zu überprüfen und zu bewerten.

Was die Verantwortlichkeit für Qualitätssicherung angeht, setzt sich mehr und mehr die Überzeugung durch, dass jeder in einem Unternehmen Tätige dafür zuständig ist. Nicht jeder in gleicher Weise, nicht jeder gleich viel, aber eben doch jeder irgendwie. Qualitätsmanagement ist keine Aufgabe, die nebenher erledigt werden sollte.

Im Qualitätskreislauf und an den Nahtstellen der Teilbereiche gibt es Aufgaben, die den Prozess in Gang halten und das Zusammenspiel der einzelnen Teile sichern (Planen, Durchführen, Evaluation, Vergleichen, Anpassen).

Um das in der vergangenen Zeit erarbeitete Material in den Einrichtungen lebendig werden zu lassen und Qualität und Qualitätsmanagement nicht als Last, sondern als Hilfe und Rahmen verstehen zu können, ist es im Sinne der prozessorientierten Sichtweise notwendig, Qualitätsmanagement in der Altenhilfe künftig als Teil unserer fachlichen Arbeit zu sehen.

Die erarbeiteten Instrumente der Qualitätssicherung dürfen nicht als starre, einmalig festgelegte Standards betrachtet werden. Eine Weiterführung im Sinne der Prozessqualität beinhaltet folgende Punkte:
- Initiierung der Implementierung der Handbuchinhalte in den Praxisalltag der Einrichtung
- Mitverantwortlichkeit bei der Berücksichtigung von veränderten Rahmenbedingungen (Gesetzesänderung)
- Multiplikatorenfunktion
- Koordinierung und Steuerung aller qualitätssichernden Maßnahmen
- Unterstützung und Entlastung der Einrichtungsleitung und Mitarbeiter zur Erreichung der festgelegten Qualitätsziele
- Pflege der Inhalte des Handbuchs
- Durchsetzung von präventiven Maßnahmen zur Verhinderung von Qualitätsproblemen in Zusammenarbeit mit den einzelnen Leistungsbereichen – Risikomanagement
- Mitverantwortung bei Qualitätsprüfung gegenüber Dritten

Anhang

1. Einrichtungsvorstellung 69
2. Fragebogen zur Biografiearbeit 77
3. Finanzplanung 85
4. Kommunikationsstrukturen in der Einrichtung 86
5. Mitarbeiterschulung/Schulung Ehrenamtlicher 92
6. Arbeitshilfen 93
7. Besprechungsprofil 113
8. Mini-Mental-Status-Test (MMST) 114
9. Erfassungsbogen für Verhaltensauffälligkeiten/NOSGER/Cohen-Mansfield 116
10. Protokoll der Klausurtagung vom 26. Juni 2002 123
11. Gerontopsychiatrische Anamnese – AEDL nach Monika Krohwinkel 128
12. Leistungsnachweise 136

1. Einrichtungsvorstellung

Das Altenpflegeheim St. Vinzenz ist eine Einrichtung der Caritas-Trägergesellschaft St. Mauritius gGmbH Magdeburg. Diese ist eine hundertprozentige Tochter des Caritasverbandes für das Bistum Magdeburg e.V. und Träger von verschiedenen Einrichtungen der Altenhilfe, Behindertenhilfe und Kinder- und Jugendhilfe. Das Altenpflegeheim gehört zum Einzugsgebiet der katholischen Gemeinde »St. Antonius« in Zörbig.

Die Einrichtung bietet zurzeit 50 Bewohnern im vollstationären Bereich Wohnstatt, Pflege und Betreuung. Ebenso bieten wir die Möglichkeit der Kurzzeitpflege, die als Anschlussmöglichkeit an Krankenhausbehandlungen, aber auch für eine vorübergehende Betreuung genutzt werden kann, wenn zum Beispiel pflegende Angehörige in den Urlaub fahren möchten.

Die Einrichtung hat einen mobilen Mahlzeitendienst für ca. 80 Einwohner und Senioren der Stadt Zörbig und Umgebung. Außerdem wird der Kindergarten mit Mittagessen versorgt.

Für ältere Menschen aus der unmittelbaren Umgebung unseres Pflegeheimes bieten wir einen Mittagstisch direkt in unserem Hause an.

Regionale Lage innerhalb des Gemeinwesens und des Landkreises

Das Caritas-Altenpflegeheim ist in eine ländliche Struktur eingebunden. Es liegt ruhig und dennoch zentral in unmittelbarer Nähe des Stadtzentrums. Gute Bus- und Bahnverbindungen ermöglichen es den Angehörigen, die Einrichtung problemlos zu erreichen. In der Nähe befinden sich Einkaufsmöglichkeiten in der Hauptgeschäftsstraße. Ebenso nahe liegen Niederlassungen praktischer Ärzte, Fachärzte und Zahnärzte. Auch unsere katholische und evangelische Kirche sind gut zu erreichen. In der Nähe unserer Einrichtung befinden sich ebenfalls der Stadtpark, Birkenallee und andere Grünanlagen.

Zörbig selbst liegt im westlichen Teil des Landkreises Bitterfeld, die Stadt hat eine ca. 4000 und ein Einzugsgebiet von ca. 13.000 Menschen.

Die Autobahn A 9 Berlin München verläuft in 7 Kilometer Entfernung östlich von Zörbig. Etwa 30 Autominuten entfernt liegt Halle/Saale, 45 Autominuten entfernt Leipzig mit dem Flughafen Halle/Leipzig und 20 Autominuten benötigt man bis Dessau.

Naturschutzgebiete wie die Fuhneaue, der Petersberg mit der altehrwürdigen Klosterkirche oder der Dessauer Forst sind nahe gelegene lohnende Ausflugs- und Erholungsziele.

Anhang

Zur Geschichte unseres Hauses

Das Altenpflegeheim St. Vinzenz ist eine Folgeeinrichtung des bisherigen Pflegeheimes in Zörbig. Unser Haus blickt auf eine wechselvolle Geschichte zurück.

1823/24 wurde vor dem Halleschen Tor eine Kegelbahn mit einem Getränkeausschank angelegt. Später baute man ein festes Haus. Es entstanden ein Saal, ein Musikpavillon, Ställe für den Ausspann sowie eine geschützte Kolonnade und ein Büffet vor der Kegelbahn. Ab 1826 hieß dieses Lokal »Schwarzer Adler«. Um 1930 war der »Schwarze Adler« eine modern eingerichtete Gaststätte mit Konferenzzimmer und Kegelbahn.

In dieser Gaststätte wurde 1946/47 ein Krankenhaus mit 100 Betten errichtet, das dem Kreiskrankenhaus Bitterfeld unterstand und 1975 zum Pflegeheim der Vereinten Einrichtungen des Sozialwesens Bitterfeld umfunktioniert wurde. 45 Bewohner erhielten hier Unterkunft und medizinische Betreuung

1992 wurde das Pflegeheim durch die Stadtverwaltung Zörbig übernommen. Es begann die Suche nach einem geeigneten Träger für das Heim.

Am 1. Januar 1993 übernahm der Caritasverband für die Region Dessau/Wittenberg/Delitzsch e.V. das bestehende Heim. Auf Grund der bestehenden großen baulichen Mängel mussten im gesamten Haus umfangreiche Renovierungsarbeiten durchgeführt werden. Mit den steigenden Anforderungen an die stationäre Altenhilfe wurde jedoch zunehmend deutlich, dass der bauliche Rahmen der Einrichtung notwendige Anpassungen an diese Anforderungen erfahren musste. Dazu kamen nach der Wende veränderte gesetzliche Bestimmungen, die Berücksichtigung finden mussten. Aus diesen Gründen entschloss sich der Träger, einen Ersatzneubau zu planen. Im März 1997 begann der Bau des Altenpflegeheimes St. Vinzenz im Stadtkern von Zörbig.

Im Dezember 1998 haben wir unser neues Haus bezogen. Träger dieser Einrichtung wurde die Caritas-Trägergesellschaft St. Mauritius gGmbH Magdeburg.

Gesellschaftlicher und wirtschaftlicher Rahmen

Das Altenpflegeheim St. Vinzenz erfüllt mit seinen 50 vollstationären Plätzen eine wichtige Funktion im Altenhilfeplan des Kreises Bitterfeld.

Partner der Einrichtung sind das Sozialamt Bitterfeld, die Sozialämter verschiedener Landkreise und die Pflegekassen, bei denen unsere Bewohner Mitglieder sind. Zwischen den Landesverbänden der Pflegekassen Sachsen-Anhalt sowie dem zuständigen überörtlichen Träger der Sozialhilfe und unserer Einrichtung gibt es eine Pflegesatzvereinbarung, die differenzierte Pflegesätze in drei Pflegestufen vorsieht. Die Pflegesätze werden jährlich neu verhandelt und den Veränderungen angepasst.

Unsere Gestaltungsprinzipien

Unser Haus soll in ganz wichtiger Weise ein Ort sein, an dem gewohnt wird. Allen Mitarbeiterinnen ist bewusst, dass dies nur in gemeinsam wahrgenommener Verantwortung umgesetzt und gelebt werden kann. So legen wir großen Wert auf die wohnliche und anheimelnde Gestaltung der Räumlichkeiten, die von unseren Bewohnern genutzt werden. Ganz besonders erstreckt sich dies auf die Gestaltung der Bewohnerzimmer, bei der wir Bewohner und Angehörige einladen, möglichst viele Gegenstände aus ihrer bisherigen Wohnung in das neue Zuhause mitzubringen.

Doch nicht nur an diesen Äußerlichkeiten machen wir den Wohncharakter unserer Einrichtung fest. Ein ganz entscheidender Beitrag muss von allen Mitarbeiterinnen geleistet werden, wenn es darum geht, das äußere Erscheinungsbild unserer Einrichtung zu gestalten. Sowohl in der Ausstattung unseres Hauses als auch in der Wahl unserer Arbeitskleidung wollen wir uns deutlich von einem Krankenhaus unterscheiden. Wir möchten eine individuelle, persönlichkeitsorientierte und respektvolle Anrede der Bewohner und einen möglichst umfassenden Schutz individueller Lebensgewohnheiten und deren Beibehaltung auch nach dem Einzug in unser Haus. Allerdings muss hierbei das neue Lebensumfeld Berücksichtigung finden.

Die Bewohner erfahren so, dass sie als Person mit ihrer Biografie wahrgenommen und angenommen werden, stehen ihnen doch in der täglichen Unterstützung und Betreuung Mitarbeiterinnen mit eigener Biografie zur Seite.

Die Bewohner werden motiviert, sich an der Gestaltung des Alltags zu beteiligen und individuell und kompetent zu entscheiden. Es ist die Aufgabe der Mitarbeiterinnen, dort, wo diese Entscheidungsfähigkeit aufgrund psychischer oder physischer Einschränkungen nicht mehr gegeben ist, einfühlsam, aus dem Wissen um die Biografie und aus der momentan gefühlsmäßigen und physischen Situation des Bewohners heraus, diese Entscheidung zu übernehmen. Dabei erhalten alle Bewohner zuverlässige Unterstützung bei den Aktivitäten, die sie nicht ohne Hilfe ausführen können. Diese Unterstützungen sind ausgerichtet auf die Stärkung der Selbsthilfemöglichkeit und die Erhaltung der Selbstständigkeit.

Ganzheitliche Betreuung bedarf der intensiven Unterstützung von Familienangehörigen, Freunden und Bekannten, mit denen Begegnungsmöglichkeiten innerhalb und außerhalb des Hauses geschaffen werden müssen. Ehrenamtliche Helfer sind dabei eine wichtige Unterstützung.

In fachlicher und pastoraler Zugewandtheit begleiten wir die Bewohner in Krankheit und Sterben im Sinne von Heilwerden bis in den Tod.

Wir Mitarbeiterinnen bilden eine Dienstgemeinschaft und gestalten in diesem Sinn unser Miteinander in partnerschaftlicher Achtung und Anerkennung der Kompetenzen. Mitarbeiterinnen sind Menschen mit eigener Biografie und arbeiten gemeinsam an der Verwirklichung der Zielvorgaben der Einrichtung. In dieser Dienstgemeinschaft wird Arbeiten und Leben gestaltet.

Säulen und Bausteine

Unser Hauskonzept verstehen wir als eine Fülle von Elementen, die sich in Form der drei großen Säulen
1. Leben
2. Leistungen
3. Organisation

zusammenfügen zu einem komplexen, miteinander vernetzten Ganzen. In diese Säulen sind all die Elemente integriert, die den Lebensraum der Bewohner gestalten und den Arbeitsraum der Mitarbeiterinnen betreffen. Im Folgenden wollen wir auf die einzelnen Säulen genauer eingehen.

Leben in unserem Haus

Lebensraum bedeutet für uns in wichtiger Weise Wohnen, in der Erfahrbarkeit für die Bewohner.

Für die Mitarbeiterinnen stellt sich das Arbeitsfeld Altenpflegeheim als Entfaltungsmöglichkeit zur Gestaltung eben dieses Lebensraumes und als Möglichkeit zur eigenen Selbstverwirklichung dar.

Generell können in unsere Einrichtung nur Senioren einziehen, die nach den Richtlinien des Pflegeversicherungsgesetzes pflegebedürftig sind. Es muss also eine der drei Pflegestufen durch den Medizinischen Dienst der Krankenkassen zuerkannt worden sein und zur Aufnahme auch schriftlich der Heimleitung vorliegen. In Ausnahmefällen ist hiervon auch eine Abweichung möglich, wenn z. B. unmittelbar nach einem Krankenhausaufenthalt eine vollstationäre Aufnahme in unser Haus erfolgen soll und kann. Vom Grundsatz her wollen wir jeden bei uns gestellten Aufnahmeantrag realisieren und können das auch für jeden Schweregrad notwendiger Pflegeleistungen. Jedoch gibt es Krankheitsbilder, von denen wir meinen, dass diese nur klinisch versorgt werden sollte. So können wir aufgrund unserer technischen Möglichkeiten z. B. niemanden pflegen, der einer ständigen externen Sauerstoffversorgung bedarf.

Haus- und Dienstgemeinschaft

Wir verstehen uns als eine kirchlich-karitative Einrichtung, deren Ziel es ist, in der gelebten Form von Hausgemeinschaft die Werte von Individualität, Religiosität und Ganzheitlichkeit zu verwirklichen. Diesen Anspruch versuchen wir zu realisieren, in dem alle, in direktem Bezug zueinander stehenden Menschen im Hause, sich mit gegenseitiger Achtung und Toleranz begegnen. Die Beachtung der Autonomie der Bewohner ist uns dabei besonders wichtig. Die Wahrung der Intimsphäre, die Bedeutung des Bewohnerzimmers als Wohnung, in der wir Mitarbeiterinnen uns als Gäste verstehen (Anklopfen), die Achtung der Persönlichkeit, z. B. durch die Anredeform »Sie«, sind für uns Selbstverständlichkeiten. Gleichzeitig schaffen wir regelmäßig gestaltete Möglichkeiten der Begegnung. Gemütliche Sitzecken in den Wohnbereichen, unsere Gemeinschaftsräume, die u. a. zur gemeinschaftlichen Einnahme der Mahlzeiten einladen, bieten jederzeit Gelegenheit zur Kommunikation.

Regelmäßige Angebote zur gemeinsamen Gestaltung des Tagesablaufs sowie spontane Möglichkeiten der Zusammenkunft, sollen zur Bereicherung des Bewohneralltags beitragen. Darüber hinaus sind für uns gemeinsam gestaltete Aktivitäten wie Bewohnerurlaub, Kaffeefahrten, Wallfahrten, Faschingsfeiern, Sommerfest, Familiensonntag und andere Feiern im Jahreskreis, Ausdruck praktizierter Lebensgemeinschaft. Die Mitarbeiterinnen wissen, dass diese Aktivitäten nicht immer nur mit dem für sie arbeitsvertraglich vereinbarten Stundenmaß zu realisieren sind und dass auch eine finanzielle Vergütung oder eine Vergütung in Freizeit nicht immer möglich ist. An diesen Stellen erwartet die Einrichtung von allen Mitarbeiterinnen, dass sie auch einen ehrenamtlichen Arbeitsanteil leisten, um diese wichtigen Elemente im Leben der Bewohner möglich zu machen.

Natürlich gibt es in unserem Haus auch Konflikte. Neben der individuellen Klärung gibt es die verschiedensten Möglichkeiten, diese zu besprechen. Einmal ist dies über die entsprechenden verantwortlichen Mitarbeiterinnen in den betreffenden Bereichen möglich. Zum anderen werden Konflikte in bestimmten, wiederkehrenden Gesprächsgruppen und Dienstbesprechungen angesprochen. So können z. B. Probleme der Speiseplangestaltung in der Menügruppe, an der Bewohner und Mitarbeiterinnen teilnehmen, besprochen werden. Eine weitere Möglichkeit ist der Kontakt zwischen Heimbeirat und Heimleitung.

Die Dienstgemeinschaft in unserem Haus versteht sich im Rahmen der kirchlichen Grundordnung. Wir erwarten und fordern von unseren Mitarbeiterinnen aktives Mitgestalten und Umsetzen unseres Leitbildes und unserer Ziele in allen Bereichen.

Wohn-, Lebens- und Arbeitsraum

Die Bewohner unseres Hauses leben in zwei Wohnbereichen, die sich im Erdgeschoss, der ersten und zweiten Etage befinden. Zu erreichen sind die Wohnbereiche über einen Fahrstuhl, der sich im Erdgeschoss gegenüber dem Eingangsbereich befindet.

Wir verfügen in den Wohnbereichen über insgesamt 30 Einzelzimmer und 10 Doppelzimmer.

Baulich sind jeweils zwei Einzelzimmer zu einer Wohneinheit zusammengefasst und mit einem gemeinsamen Vorflur verbunden, der noch einmal mit einer Tür vom Flurbereich getrennt ist. Aus diesem Vorflur heraus ist auch die gemeinsame Nasszelle zu erreichen. Die Doppelzimmer verfügen über keinen Vorflur, die Tür zur Nasszelle befindet sich im Zimmer.

Unsere Bewohnerzimmer sind ausgestattet mit hochwertigen und wohnlichen Pflegebetten und Pflegenachttischen. Weiter gehören zur Grundausstattung für jeden Bewohner ein Kleiderwäscheschrank, eine Anrichte, ein Bewohnerstuhl, ein Besucherstuhl und ein Tisch in jedem Zimmer. Die Zimmer sind mit Kabel- und Telefonanschluss, Gardinen und einer Deckenlampe ausgestattet. Alle Bewohnerzimmer, auch die Nasszellen, Pflegebäder und Gemeinschaftsräume sind mit einer Rufanlage ausgestattet.

Das Mitbringen eigener Möbel ist nicht nur gestattet, sondern erwünscht. Alle im Zimmer befindlichen Kleinmöbel sind austauschbar und durch eigene Möbeln ersetzbar. Auch das Mitbringen eines Teppichs ist möglich, die Wandflächen können für Bilder oder anderen Wandschmuck genutzt werden. Wir wollen, dass möglichst viele Gegenstände aus der gewohnten häuslichen Umgebung mitgebracht werden, um unser Anliegen, eine behagliche und wohnliche Atmosphäre zu schaffen, zu unterstützen. Allerdings bitten wir die zukünftigen Bewohner und deren Angehörige, darauf zu achten, dass die Möbelstücke und Gegenstände, die sie in unser Haus mitbringen wollen, aus Sicherheitsgründen in einem intakten Zustand sind.

Die Nasszellen sind ausgestattet mit Waschbecken, WC und Dusche, diversen Haltegriffen und einem Schrank für persönliche Waschutensilien.

Jeder Wohnbereich verfügt über eine Reihe von Räumlichkeiten, die für das gemeinsame Wohnen und für die Arbeitsabläufe von großer Bedeutung sind. So gibt es, verteilt auf den Etagen, gemütliche Sitzecken, die zum Ausruhen und zu Gesprächen einladen. Das gemeinsame Leben soll bei uns nicht hinter verschlossenen Türen stattfinden. Wichtig ist uns, die Bewohner zur gemeinsamen und kulturvollen Einnahme der Mahlzeiten einzuladen. Dazu gibt es auf jeder Etage Gemeinschaftsräume. Wir wollen dafür sorgen, dass die Mahlzeiten nicht nur notwendige Programmpunkte im Tagesablauf sind, sondern wichtige Zeiten, an denen Gemeinschaft, Gebet, ein kulturvoller Rahmen und natürlich ein wohlschmeckendes Essen und Trinken erlebt werden können.

Balkone in der ersten und zweiten Etage unseres Hauses, die für alle begehbar sind, laden bei schönem Wetter zum Sitzen und zum Essen im Freien ein.

Neben den vielen anderen notwendigen Funktionsräumen in den Wohnbereichen nehmen die Pflegebäder eine zentrale Stellung ein. Wir sichern jedem Bewohner zu, dass er einmal in der Woche die Gelegenheit bekommt, ein Vollbad zu nehmen. Bei der Wahl der Badewannen haben wir uns von dem Gedanken leiten lassen, Selbstständigkeit dort zu erhalten und zu fördern, wo dies möglich ist. So haben wir im Erdgeschoss eine Hubbadewanne für die Bewohner, die in die Wanne gehoben werden müssen, und Sitzbadewannen in der ersten und zweiten Etage für jene, denen das Ein- und Aussteigen noch möglich ist.

Im Erdgeschoss befindet sich die Cafeteria, die für größere kulturelle Veranstaltungen genutzt wird und ein Therapieraum, in dem Gruppenangebote stattfinden, die von der Mitarbeiterin im Sozialen Dienst organisiert und den Bewohnern angeboten werden.

Das geistliche Zentrum unseres Hauses, die Kapelle, befindet sich ebenfalls im Erdgeschoss. Neben den regelmäßigen Gottesdiensten, die von beiden christlichen Kirchen angeboten werden und die immer auch als Angebote für die Gesamtheit der Bewohner und Mitarbeiterinnen zu verstehen sind, soll die Kapelle auch ein Ort der Stille und der Einkehr sein. Diesen Raum so zu nutzen, sind alle, auch die Gäste und Besucher unseres Hauses herzlich eingeladen.

Im Erdgeschoss befinden sich weiter die Zentralküche, die Verwaltungsräume und der Raum »Sozialer Dienst«, der u. a. für Besprechungen und Therapieangebote für die Bewohner genutzt wird. Die hauseigene Wäscherei und die Werkstatt befinden sich im Kellergeschoss.

Der Lebensbereich unserer Bewohner ist gleichzeitig der Arbeitsbereich der Mitarbeiterinnen. Aus diesem Zusammenhang heraus definiert sich die große Verantwortung unserer Mitarbeiterinnen wenn es darum geht, den Wohncharakter der Räumlichkeiten zu gestalten, zu wahren und zu schützen, in denen sie arbeiten.

Angehörige, Freunde, Ehrenamtliche

Es ist uns ein Anliegen, unser Haus so zu führen, dass es ein offenes Haus ist. Außerdem ist uns bewusst, dass wir in unserer Arbeit viel weniger Erfolg haben würden, wenn wir nicht die Hilfe und Unterstützung von Angehörigen, Freunden und Ehrenamtlichen erfahren würden.

Aus diesen Gründen heraus gibt es in unserem Haus keine festen Besuchszeiten und keine Anmeldepflicht für Angehörige, Freunde, Betreuer und ehrenamtliche Helfer. Jeder kann und soll zu den Zeiten in unser Haus kommen, die ihm und unseren Bewohnern angenehm sind. Möglichkeiten, ungestört miteinander reden zu können, bieten unsere Gemeinschaftsräume und die vielen kleinen geschützten Sitzgruppen in unseren Wohnbereichen. Die Gemeinschaftsräume und die Cafeteria im Erdgeschoss können auch für Familienfeiern genutzt werden. Hierbei stellt die Einrichtung alle notwendigen Ausstattungsgegenstände zur Verfügung. Wir bitten lediglich darum, dass Speisen und Getränke mitgebracht und dass gebrauchtes Geschirr und ähnliche Gegenstände nach der Benutzung wieder gereinigt werden.

Jeder Bewohner hat die Möglichkeit, einen eigenen Telefonanschluss zu nutzen und damit unabhängig von anderen und ungestört persönliche Kontakte zu Angehörigen und Freunden zu pflegen.

Kontaktmöglichkeiten zu Menschen außerhalb der Einrichtung bestehen weiterhin durch Einladungen an die Öffentlichkeit zu Konzerten im Haus, durch das Angebot »Mittagstisch für Senioren« und durch Veranstaltungen, die die Einrichtung im Rahmen der öffentlichen Seniorenarbeit anbieten möchte. So wollen wir zum Beispiel Familiensonntage in unserem Haus durchführen. Bei der Vielzahl demenziell veränderter Bewohner in unserer Einrichtung stellen diese Aktivitäten besonders Impulse und Anregungen für die geistig regen Bewohner dar.

In unserer Einrichtung sind ehrenamtliche Mitarbeiterinnen für Besuchsdienste, für die Begleitung zu Veranstaltungen und Gottesdienste und für ähnliche Anlässe tätig.
Darüber hinaus erhalten wir immer wieder auch von Angehörigen und Freunden Unterstützung bei Festen und Veranstaltungen im Jahreskreis, zu denen wir diesen Personenkreis immer einladen.

Öffentlichkeit und Gemeinde

Das Altenpflegeheim »St. Vinzenz« sieht sich als Teil und wichtiges Element im gesellschaftlichen Leben der Stadt Zörbig und der kirchlichen Institutionen. Wie schon beschrieben, wollen wir uns auch in der öffentlichen Seniorenarbeit einen Platz erarbeiten und unser Haus zu einem Ort der Begegnung für Generationen und natürlich für ältere Menschen werden lassen. Die Durchführung von Familiensonntagen, Seniorentagen und Begegnungen mit Kindern und Jugendlichen sollen hier erste Meilensteine werden. Einen wichtigen Beitrag für die Öffentlichkeitsarbeit leisten auch der »Mittagstisch für Senioren« und der mobile Mahlzeitendienst. Täglich werden insgesamt ca. 220 alte Menschen, Kinder der Schule und des Kindergartens sowie Gäste im Stadtgebiet mit einem schmackhaften und abwechslungsreichen Mittagessen beliefert.

Von besonderer Wichtigkeit ist uns auch das Informieren der Öffentlichkeit über das Leben in unserer Einrichtung und über gesellschaftliche Aktivitäten des Hauses in den Medien.

2. Fragebogen zur Biografiearbeit

Biografie

Persönliche Daten

Name: _____ Geburtsname: _____ Vorname: _____

Geburtsdatum: _____ Geburtsort: _____

Familienstand: _____ Religion: _____

Bezugspersonen zu Zeitpunkt der Heimaufnahme: _____

Grund der Heimaufnahme: _____

Kinder- und Jugendzeit

Welchen Stand hatten Sie in der Familie, in der Sie aufgewachsen sind?
Welche Rolle spielten Sie hier?

_____

_____

Haben Sie als Kind im Haushalt mitgearbeitet? ❏ ja ❏ nein
Was waren hier Ihre besonderen Aufgaben? _____

_____

Verhältnis zu den Großeltern: _____

_____

Lebten sie mit im Haushalt? Führten sie das »Regiment«?

_____

_____

Vater: _____ Beruf: _____

Mutter: _____ Beruf: _____

Anhang

Wirtschaftliche Verhältnisse in der Kindheit und Jugend
_____
_____

Erziehungs- und Familientradition
_____
_____

Verhältnis zu Eltern: Was durften Sie früher, was war verboten (Anstandsregeln)?
_____
_____

Strenger Vater/Mutter
_____

Tischmanieren
(Wer saß wo/wer war anwesend? Wann wurde mit dem Essen begonnen?)
_____
_____

Lieblingsgerichte aus Kindertagen, besondere Speisen zu Festtagen
_____
_____

Haben Sie Geschwister: (wenn ja, wie viele)
_____

Leben noch alle Geschwister und wo leben sie?
Bestehen noch Kontakte und in welcher Art?
_____
_____

Kennen Sie aus Ihrer Kinderzeit noch: Kinderspiele (Spielsachen)
_____
_____

Spielgefährten (Freundschaften), Kinderlieder, Tiere

_____

_____

Wenn Sie an die Kinderzeit zurückdenken, haben Sie dann

Ängste: _____

_____

Schöne Erinnerungen: _____

_____

In welcher Umgebung sind Sie aufgewachsen (Stadt/Land/Landschaft/Berge/Seen)?
Was hat Sie dort besonders geprägt?

_____

_____

Welcher Dialekt wurde in Ihrer Heimat gesprochen?

_____

_____

Schulbildung/-Werdegang

_____

_____

Wo sind Sie zur Schule gegangen und wie viele Jahre?

_____

Welche Erinnerungen haben Sie an Ihre Lehrer?
Gab es Lieblingslehrer oder gefürchtete Lehrkräfte? Aus welchem Grund?

_____

_____

Welche Fächer wurden unterrichtet?

_____

_____

Anhang

Erwachsenenzeit

Erste Liebe/Verlobung/Heirat:
(Wie und wo haben Sie Ihren Partner kennen gelernt?)

_____

_____

Wurde Ihr Glaube, Ihre Weltanschauung vom Partner akzeptiert?   ❏ ja   ❏ nein

Haben Sie Kinder und wie viele?

_____

Wie war/ist Ihr Verhältnis zu den Kindern? Haben Sie »Lieblingskinder«?

_____

_____

Sind Kinder verstorben?   ❏ ja   ❏ nein

Rolle Mann/Frau in Ihrer Familie

Wie war die Aufgabenverteilung innerhalb Ihrer Familie?

_____

_____

Wer hat gewaschen, gebügelt, gekocht?

_____

Welche Tischmanieren kannten Sie jetzt?

_____

_____

Welche Traditionen pflegten Sie?

_____

_____

Wie gestalteten Sie Ihre gemeinsame Freizeit?

• Ausflüge, Urlaub _____

_____

• Hobbys _____

_____

• Vereinsleben _____

_____

Welches Verhältnis hatten Sie zu Ihren Verwandten?

_____

_____

Berufe:

Berufsausbildung/Ort:

_____

Wurde dieser Beruf mit Liebe ausgeübt?
War er Ihr Wunschberuf oder war er von den Eltern bestimmt?

_____

_____

Ausgeübte Berufe:

_____

_____

Anhang

Besonderheiten

Wie haben Sie in Ihrer Kindheit und Erwachsenenzeit Ihren Glauben leben können?
_____
_____

Waren Festtage für Sie wichtig?
Welche Festtage und aus welchem Grund waren sie wichtig?
_____
_____

Wurden Werte und feste Rituale aus Ihrer eigenen Kind- und Jugendzeit
in Ihrer Familie übernommen?
_____
_____

Wie wurde der Sonntag begangen?
_____
_____

Wie haben Sie die folgenden Feiertage begangen:
z. B. kirchliche oder weltliche Ereignisse, Heilig Abend, Silvester, Konfirmation, Kommunion, Ostern, Erntedank, Namenstag, Geburtstag?
_____
_____

Welche Festtagsrituale gab es? (Kleidung, Essen vorbereiten)
_____
_____

Fragebogen zur Biografiearbeit

Welche Bedeutung hatte Mode für Sie:

- Kleidung (beim Ausgehen, zu Hause, selbst genäht)

_____

- Handtasche (Inhalt)

_____

- Frisur, Hüte

_____

- Schminken, Rasieren, Schmuck

_____

Gefühle und Begebenheiten

Schicksalsschläge (Flucht, Notstand, Brand etc., Krankheiten, Todesfälle)
in der Kindheit, Jugend oder Erwachsenenalter

_____

_____

Lebensgewohnheiten (Einzelgänger oder Gruppenmensch)

_____

_____

Wie sozial waren Ihre Bindungen?

_____

_____

Besteht der Familienverbund zur Zeit der Heimaufnahme?

_____

_____

Haben Sie Schuldgefühle?

_____

_____

Anhang

Wie ist Ihre persönliche Einstellung zur Religion?

_____

_____

Wie oft haben Sie den Gottesdienst besucht?

_____

_____

Wann haben Sie gemerkt, dass Defizite auftreten.
Wie haben Ehepartner, Angehörige, Ärzte reagiert?

_____

_____

Zeitgeschehen

Beeinflussung durch die Zeitgeschichte z. B.
- ❏ Hungersnot
- ❏ Krieg
- ❏ Flüchtlinge
- ❏ Ausländerfeindlichkeit

Eckdaten:
1. Weltkrieg 1914–1918
Weimarer Republik 1919–1932
NS-Staat 1933–1945
2. Weltkrieg 1939–1945
Nachkriegsphase 1946–1948
Aufbauphase Ost 1949–1961
West – Wirtschaftsaufschwung
Mauerbau 1961/Teilung Deutschlands
Sommer 89 Flüchtlingswelle in den Westen, Mauerfall
10/1990 Wiedervereinigung, Arbeitslosigkeit, Währungsunion

Erstellt am: _____ von: _____

3. Finanzplanung

a) Einmalig Kosten für Baumaßnahmen, Anschaffungen

- Umbau Schwesterndienstplatz: offene Gestaltung
- Umbau Wohnbereichsküche: Schaffung offener Tresen mit Einbauherd durch Abbruch der Wand. Küche und Speiseraum werden zu einem Raum umgebaut. Arbeitsplatte erneuern, Schrankunterteil (Herd) erneuern.
- Umgestaltung der jetzigen Sitzecken durch Tastwände, Wassersäulen, Glockenspiel
- Gestaltung der Flure: Hängepflanzen, Garderoben, Spiegel, Truhen zum Kramen, neue Bezugsstoffe,
- Sitzecke am Schwesterndienstplatz: Schaukelstuhl, neue Sessel, Beistelltisch, Nähkasten, »Toilettentische«, jetzige Sitzmöbel werden umgestellt,
- Orientierungshilfen, Beleuchtung im Flurbereich
- Einrichtung Snoezeleraum: vergrößern durch Umbau WB- Küche und Abstellraum, Wasserbett, Lichtschnüre, Effektlampe, Wassersäule, elektr. Duftverbreiter, Teppichboden, Baldachin
- Verlegung Teppichboden im Flurbereich und Dienstplatz
- Bad: Beleuchtung, Duftverbreiter, Beschallung, Pflanzen

Finanzplanung für einmalige Maßnahmen im Budget 2003 erfolgt

b) Laufende Kosten:

- Fortbildung: Fortbildungsplan mit inhaltlichen Schwerpunkten (MEK)
- Supervision viertel jährlich: Supervisor durch HL/PDL bestellt
- Erhöhte Personalkosten
- Renovierung des Bereichs häufiger notwendig
- Höherer Verschleiß an Geschirr
- Höherer Bedarf an Verbrauchsmitteln
- Selbstständiges Budget für Speisen und Getränke: Inhaltlich im Pflege und Betreuungskonzept

Planung ist im Budget 2003 erfolgt, Pflegesätze müssen entsprechend verhandelt werden

Anhang

4. Kommunikationsstrukturen in der Einrichtung

Beteiligte	Ist	Soll/Maßnahmen
Angehörige	Mitarbeiterverständnis: • MA sehen Hinweise oft als Kritik • MA haben oft kein Verständnis für Probleme, die Angehörige mit veränderten Bewohnern, Verhaltensweisen, Krankheitsbildern haben, Angehörige werden als Gegner angesehen Integration der Angehörigen: • Miteinander fehlt • Bekannte/frühere Bezugspersonen sind uns oft nicht bekannt • Hausbesuche vor Heimaufnahme werden zzt. nicht durchgeführt, obwohl dies eigentlich Standard in unserem Haus sein sollte Angehörigenschulungen: finden zur Zeit nicht statt	Angehörige sollen integriert sein: • Im Erstgespräch auf Situation und Betreuung hinweisen • Hausbesuche vor Heimaufnahme mit PDL und Bezugspflegekraft (Checkliste, hier Angebot zur Heimbesichtigung für zuk. Bewohner, in Checkliste Hinweis auf Hausarzt • Verstärkte Begleitung bei Pflege und Betreuung durch Angehörige in der ersten Zeit Angehörige um Mithilfe bitten zu Arbeiten, wie Essen reichen, Begleiten im WB, Beschäftigung nachmittags und abends, kleine pflegerische Tätigkeiten • Nach 4 Wochen: Gespräch mit Angehörigen/Betreuer, Bewohner führen, (wie hat Bewohner sich eingelebt, Ist-Zustand hier auch Pflegeplanungsgespräch führen) • Angehörigenschulung in Form von Gruppengesprächen: aufklären über Krankheitsbilder, sinnvolle Hilfen, Verhaltensweisen, Ernährung .... • Heimzeitung: Themen zu Krankheitsbildern veröffentlichen • Schulung auch über Info-Mappe sollten diese mit erstellen • Schulung in Validation, Sterbebegleitung • Konfliktgespräche in Form von Mediation • Seelsorge Mitarbeiterverständnis für Probleme der Angehörigen fördern: • MA- Schulung im Umgang mit Angehörigen- der Angehörige ist der Experte! • Fortbildungsplan mit den für Angehörige wichtigen Themen veröffentlichen mit dem Ziel, Angehörige und Mitarbeiter kommen bei gemeinsamen Fortbildungen ins Gespräch • siehe auch o. g. Punkte (Beachte: Schulungen mit Angehörigen erst nachmittags/abends durchführen)

Kommunikationsstrukturen in der Einrichtung

Beteiligte	Ist	Soll/Maßnahmen
Ehrenamtliche	• Gute Integration, dadurch Bildung von Beziehungen • Hintergrundwissen über Krankheitsbilder und deren Auswirkungen fehlt • Keine Schulungen • Aufgabenbereiche der Ehrenamtlichen nicht genau definiert (Schweigepflicht, Infopflicht zu Mitarbeitern, Dokumentation)	Ehrenamtliche sollen Hintergrundwissen haben, Aufgabenbereiche sollen definiert sein: • Aufgabenbereiche genau definieren • Schulungen über Krankheitsbilder, Schweigepflicht, Doku wenn möglich gemeinsam mit Mitarbeitern durchführen • Gesprächsrunden mit Ehrenamtlichen durchführen • Info über Biografiearbeit, Mithilfe beim Erstellen der Biographie • Seelsorge, Beistand in Krisenzeiten • zu allen Mitarbeiterveranstaltungen einladen
Behörden	Ohne Probleme, deshalb keine Veränderungen	(Kasse, MdK, Heimaufsicht etc.)
Ärzte	• Im wesentlichen ohne Probleme, wenn Ärzte über Hintergründe informiert werden • Ein Arzt: ständig Diskussionen, wenn Verordnungen anstehen (zur Doku-Pflicht und zum Sinn der Verordnung)	• Miteinander fördern, Verständnis für die Probleme auf beiden Seiten haben • Zur nächsten Fortbildung Haftungsrecht in der Pflege mit einladen • Fortbildung von Ärzten für Mitarbeiter, um Miteinander und Verständnis für unterschiedliche Situationen zu fördern • FA für Gerontopsychiatrie als Ansprechpartner
Therapeuten	• Gute Integration im Haus und Mitarbeiterteam • Guter Austausch untereinander • Fehlende Dokumentation	• Fortbildung mit Therapeuten • Dokumentation der Durchführung von Behandlungen sowie des Erfolges, Nichterfolges nach Behandlungsabschluss im Visitenblatt und die Durchführung im Grundpflegenachweis, (z. B. unter Bewegung bei Physiotherapie) • Info aller MA erfolgt durch WBL, Info der Therapeuten erfolgt durch PDL
Nachbarn	• Fehlendes Verständnis für »Störende« Bewohner • Auch enge Beziehungen zu Bewohnern • Integration zu Festen …. • Keine Akzeptanz für Bedürfnisse alter Menschen	Gegenseitiges Verständnis fördern durch: • Integration aller Nachbarn zu Festen durch Öffentlichkeitsarbeit, • Info in örtlicher Presse über Arbeit. Leben im Haus • Konfliktgespräche mit Nachbarn führen
Apotheke	• Lieferung der Medikation ins Haus klappt nicht immer, Packungen nicht immer beschriftet • Abrechnung per Lastschrift und Rechnung • Ansprechpartner für Fortbildungen: Ernährungsberatung, Arzneimittelgesetz … • Kontrolle der Medikamentenschränke, der Betäubungsmittelkartei	Hol- und Bringe- Dienst zwischen Mitarbeiter der Pflege und der Apotheke optimieren: • jeder MA im Dienst ist verantwortlich, siehe auch Standard Medikation Bereitschaftsdienst am Wochenende absichern • PDL verhandelt mit Apotheke

Anhang

Beteiligte	Ist	Soll/Maßnahmen
Kirche	• Durch Leitung, Verwaltung, sozialen Dienst, Küche intensiver Kontakt zu beiden Kirchengemeinden • Teilnahme an kirchl. Festen u. Feiern in Gemeinde • Teilnahme an Seniorennachmittagen • Kontakt fehlt zu Pflegebereichen, hier Unwissenheit, Scheu beim Pflegepersonal, wenn es um Hilfen usw. geht	• Bekannt machen in den Wohnbereichen • Kontakt in den Pflegebereichen intensivieren z. B. durch wöchentliche Besuche bei Bewohnern und Mitarbeitern in beiden Bereichen • Feste Termine und Verantwortlichkeiten • neben der Leitung des Hauses ist der soziale Dienst verantwortlich, Kontakte zu den Kirchengemeinden zu knüpfen und beizubehalten
APH innerhalb der ctm und des CV	• Es besteht guter Kontakt zu den Altenheimen in Delitzsch, Staßfurt, Magdeburg, Bitterfeld, Oschersleben, Zeitz, Köthen • Kontakt zu den anderen Einrichtungen besteht oft nur zu Tagungen	• Kontakt und Informationsaustausch weiterhin aufrechterhalten • Kontakt zu anderen Einrichtungen intensivieren, hier sind alle Beteiligten in der Verantwortung
Träger	• Sehr gute Betreuung und Unterstützung durch den Träger in allen Angelegenheiten Interne Beteiligung	• Keine Veränderungen in der Zusammenarbeit notwendig
Mitarbeiter	• Vereinzelte Mitarbeiter können sich auf Probleme gut einlassen, bis zu bestimmter Grenze • Diese stellen veränderten Bewohner und seine Bedürfnisse in den Vordergrund • Schaffen sich dadurch Freiräume • Bringen sinnvolle Ideen und Wege ein, verändern damit Strukturen • WB I: organisatorische Probleme • selten Vorschläge zu Veränderungen, sondern oft nur Forderungen • Vorschläge von Leitung (PDL) werden kaum angenommen • in beiden Bereichen häufig Anreden in der 3. Person • ABM- Mitarbeiter: mit du anreden, verniedlichen	Erfahrungen des WB II nutzen Umsicht der Mitarbeiter fördern zu einzelnen Abläufen, zu Krankheitsbilder Bedürfnisorientierung • Schulung der Mitarbeiter im Rahmen der Bedürfnisorientierung • Konfliktgespräche durch Mediation Selbstständigkeit fördern, dadurch … • Übernahme von Verantwortung erreichen • Bezugspflege konsequent durchführen • respektvolle Anrede der Bewohner (Anreden mit Vornamen sind durchaus möglich, aber Verniedlichungen müssen vermieden werden) Auch ABM sollen wissen: jeder Mensch ist eine Persönlichkeit, die ich achte und nicht mit du anrede. • Unsere Bewohner sind Erwachsene mit entsprechender Biographie. Auch wenn sie uns manchmal wie Kinder erscheinen, bleiben sie doch Erwachsene. • Fortbildung zu den Themen: Kommunikation mit verwirrten alten Menschen

Kommunikationsstrukturen in der Einrichtung

Beteiligte	Ist	Soll/Maßnahmen
Leitung/ Verwaltung	• HL selten in Bereichen, höchstens zu Dienstübergaben • Verwaltung ebenso, • »Unordnung« oft nicht toleriert, z. B. Wäscheleine, Plüschtiere • Keine ideale Flurgestaltung (z. B. große Pflanzen, die die Laufleisten verstellen etc.)	Präsens ist von MA und Bewohnern gewünscht und wichtig – Kontaktpflege Verständnis für Gestaltung im Bereich: • Blumen als Hängepflanzen z. B. (Laufleisten nicht verstellen…) • Absprachen mit Mitarbeitern treffen, Ideen der MA beachten • Unordnung tolerieren, auch wenn Besuch im Haus ist • Farbliche Gestaltung der Flure, Türen evtl. mit Mädchennamen beschriften lassen • MA müssen Verständnis entwickeln, dass HL nicht immer in den Pflegebereichen präsent sein kann • MA müssen lernen zu akzeptieren, dass Tätigkeiten der Leitung Präsens in WB nicht oft zulässt.
Küche	• Hinweise zur Speisenzubereitung werden nicht immer angenommen • Info-Austausch zwischen Wohnbereichen und Küche nicht immer in Ordnung	• Verbesserung der Info-Weitergabe auf beiden Seiten • Fortbildung extern für alle Küchenmitarbeiter • Erhebung der Ernährungsgewohnheiten bei Heimeinzug wie bisher erstellen • Menükarten zum Beschriften für jeden Bewohner: WBL erstellen diese Karten, • Küche soll flexibel auf Anforderungen reagieren • Biografisches
Hausmeister	• Hat Verständnis für veränderte Bewohner • Nimmt gegenwärtigen Zustand so, wie er ist	• Hintergrundwissen durch Teilnahme an Fortbildungen wie Validation • Verständnis für Abläufe im WB fördern
Fremdleister	• Mitarbeiter für Gebäudereinigung ist im Tagesablauf integriert • Verständnis, Vertrauen, Umsicht, guter Kontakt zu Bewohnern und Mitarbeiter • Super Zusammenarbeit • tgl. unterschiedliche Zeiten für Reinigungsabläufe im Haus, für die Reinigung der Zimmer	• Schulung mit Angehörigen, ehrenamtlichen ermöglichen • Terminabsprache, genauer Arbeitsplan der Reinigungsfirma wird in den einzelnen Bereichen veröffentlicht

Beteiligte	Ist	Soll/Maßnahmen
Bewohner	• Aggression auf beiden Seiten (verbal und aktiv) durch fehlendes Verständnis für Bewohner, die anders sind (die gehören nicht hierher ...) • Große Unruhe, fehlende Ruhepausen • Eifersucht, weil Mitarbeiter sich um die »Verrückten« mehr kümmern müssen • Verletzungen der Persönlichkeit • Selbstverstümmelung bei einigen Bewohnern, Autostimulation	Projektergebnis: segregative Pflege und Betreuung nach den Bedürfnissen dieser Bewohner • Umzüge innerhalb des Hauses möglich und notwendig • Dies muss schon bei Heimaufnahme deutlich gemacht werden • Dies heißt auch: MA- und Angehörigenschulung über »Notwendigkeit« des Umziehens 1. Mitarbeiter- Einzelgespräche und Umsetzung in den jeweiligen Bereich 2. Bewohner/Angehörigenabend zum Thema Umstrukturierung 3. Umzugsgespräche mit Bewohner/Angehörigen führen 4. Umbaumaßnahmen 5. Umzug der Bewohner

Angehörigenarbeit

IST:
- siehe Miteinanderkonzept
- Heimaufnahmegespräche – finanzielle Themen und Themen zur Einrichtung stehen im Fordergrund
- Hausbesuche finden zur Zeit nicht statt
- Schulung für Angehörigen findet zur Zeit nicht statt

SOLL:
- Erstkontakt mit Angehörigen verbessern
- Angehörige in Tagesgestaltung mit einbeziehen – inhaltlich MEK
- Angehörige für Gegebenheiten im Haus schon bei Erstgesprächen sensibilisieren, Angehörige entsprechend Fortbilden – inhaltlich MEK (Checkliste Einzug neuer Bewohner)

Maßnahmen:
- Hausbesuche mit PDL und Bezugspflegeperson oder soz. Dienst durchführen (organisatorisch: Zeitpunkt/Personen)
- Angehörigen bewusst machen, dass Umzüge im Haus möglich und notwendig werden können – Checkliste erarbeiten für Angehörigengespräch zum Erstkontakt,
- Angehörigen Konzeptinhalte im Bezug auf Betreuung psychiatrisch veränderte Bewohner mitteilen – Leitfaden für Angehörige erarbeiten zum nachlesen, auf dem Heimantrag vermerken, dass Leitfaden ausgegeben wurde
- für Angehörige interessante Themen in der Heimzeitung veröffentlichen
- Bei auftretenden Problemen Angehörige direkt ansprechen und zur Fortbildung einladen (durch PDL und WBL) – interne Fortbildungen
- Konflikte: Mitarbeiter – Angehörigengespräche organisieren – Konzept Beschwerdemanagement
- Ehrenamtliche ebenso zu Fortbildungen einladen (durch PDL und WBL)
- Angehörigenabende durchführen- Vorbereitung durch PDL/HL: für Mitarbeiter Freiräume während der Dienstzeit schaffen, Termine festlegen, Raum und Getränke bereitstellen, Referent zum Thema bestimmen, Zeitrahmen festlegen

5. Mitarbeiterschulung/Schulung Ehrenamtlicher

IST:
- Fort- und Weiterbildungsplan ohne fachlichen Gesamtschwerpunkt
- aus diesem Grund ist Weiterbildungsplan nicht effektiv (zu wenige MA werden zu einem Thema erreicht, Themen werden oft nicht umgesetzt)
- Wünsche der Mitarbeiter werden bei der Planung erfragt und berücksichtigt
- Supervision findet zur Zeit nicht statt

SOLL:
- anderes Bewusstsein für psychiatrisch veränderte Bewohner notwendig, allgemeines Pflegeverständnis nicht mehr ausreichend
- psychiatrisch veränderte Bewohner können nicht mehr lernen, sich an Umwelt anzupassen
- Mitarbeiter müssen lernen, sich auf die Bedürfnisse dieser Personen einzulassen
- Umdenken bei MA erforderlich – Betreuung und hauswirtschaftl. Tätigkeiten stehen im Vordergrund, hier völlig andere Situation im Bereich

Maßnahmen:
- Schwerpunkte im Weiterbildungsplan setzen durch PDL und WBL, Mitarbeiterwünsche werden berücksichtigt – zeitliche Planung erfolgt durch PDL,
- Planung finanzieller Mittel durch HL und PDL
- Themen wie basale Stimulation, Validation, Snoezelen, 10-Min.-Aktivierung sind neue Schwerpunkte, müssen von allen MA belegt werden – Planung im Budget 2003 erfolgt
- die Teilnahme an diesen Schulungen ist für alle Mitarbeiter verpflichtend (zunächst werden die MA des betreffendes Bereichs geschult)
- auch ehrenamtliche MA und Angehörige werden diese Fortbildungen angeboten
- $1/4$ jährlich soll SV angeboten werden, externer Supervisor wird durch HL/PDL ausgewählt, Mittel sind bereits im Budget 2003 geplant und genehmigt,
- MA-Pflege: einmal Jährlich gemeinsamen Abend durch Leitung planen
- Besprechungsprofil ändern zur besseren Information: 1 x mon. Leitungsrunde gesamtes Haus, 14-tägig in den WB mit Hausmeister, Küchenleiter, Leitung, Verwaltung, sozialer Dienst
- Checkliste für Einarbeitung ehrenamtlicher MA erarbeiten (PDL/HL) : Aufgabenbeschreibung, Schweigepflicht, Teilnahme an Arbeitsschutz

Zeitschiene
- WTB-Plan 2003
- Budget-Antrag
- 1/4-jährlich
- 1 x jährlich
- 2. Quartal 2003

6. Arbeitshilfen

Gerontopsychiatrische Arbeitshilfen	Arbeitshilfe Nr. 1 – Umtriebigkeit (Psychomotorische Unruhe) + Weglauftendenzen	Pflegefachkräfte und Hilfskräfte
Erscheinungsbild: 1. Ungesteuerter, zielloser, unstillbarer Bewegungsdrang 2. Meist gesteigertes Sprechbedürfnis 3. Bewohner verlässt seinen Lebensraum zufällig oder gezielt	Mögliche Diagnosen bzw. Ursachen: 1. Demenzielle Erkrankung 2. Flüssigkeitsmangel 3. Hyperthyreose	Beachte: 1. Auf ausreichende Nahrungs- und Flüssigkeitszufuhr achten 2. Durch Erkrankungen (z. B. Hyperthyreose, Dämmerzustand) oder durch Medikamente hervorgerufene Unruhe 3. Mögliche Selbstgefährdung/Fremdgefährdung (siehe Arbeitshilfe 4 und 5)
	**Ziel: Reduktion der Umtriebigkeit und Weglauftendenz, wenn möglich Lenkung in alternative motorische Aktivitäten. Vermeidung von selbstgefährdendem und fremdgefährdendem Handeln.**	
Maßnahmen	1. Erkennen der Umtriebigkeit und Weglauftendenz; Einschätzen möglicher Selbstgefährdung und aggressives Verhalten 2. Vertraute Atmosphäre schaffen; für sicheres und ruhiges Umfeld sorgen, verstärkende Bedingungen (z. B. Schmerzen, Angst) herausfinden und möglichst beseitigen 3. Mit Gesprächen und geeigneten Aktivitäten lenken und Alternativen – nicht erzwingen – anbieten (z. B. Gymnastik, Spaziergänge) 4. Einbindung in Gruppenaktivitäten; Tages- und wochenstrukturierende Maßnahmen 5. Information aller Mitarbeiter, Angehörigen; 19. Aktuelles Foto in der Dokumentation (unter Beachtung der rechtl. Gegebenheiten) 6. Vertraute Atmosphäre schaffen (Biografie, Möblierung) 7. »Sicht- und Hörbarbleiben« des Pflegepersonals während des Tages – Bezugsperson benennen – Beaufsichtigung (Zeitplan) 8. Adresse in Kleidungsstücken, Handtasche etc.anbringen; Prüfung des Bewohnerverhaltens im Straßenverkehr	
Dokumentation	1. Beschreiben der Umtriebigkeit und der Weglauftendenzen 2. Erstellen eines Pflegeplanes und Auswahl der Arbeitsmittel in Zusammenarbeit mit dem behandelnden Facharzt 3. Immer bei Veränderungen, besonders bei Problemverhalten, mindestens einmal wöchentlich	
Zielkontrolle	1. Reduktion der Umtriebigkeit, Überprüfung der Bewohnerzufriedenheit 2. Reduktion der Weglaufimpulse, größtmöglichen Bewegungsraum sichern, Überprüfung der Bewohnerzufriedenheit (alle 2–8 Wochen – intensitätsabhängig)	

Gerontopsychiatrische Arbeitshilfen

Arbeitshilfe Nr. 2 – Antriebsminderung

Pflegefachkräfte und Hilfskräfte

Antrieb ist die vom Willen weitgehend unabhängige seelische Kraft, die alle Leistungen hinsichtlich Tempo, Intensität und Ausdauer steuert.

Erscheinungsbild:
1. Rückzug; In-sich-gekehrt
2. keine Teilnahme an Gemeinschaft
3. Interessenverlust
4. Demotivation
5. »In eigener Welt leben«

Mögliche Diagnosen bzw. Ursachen:
1. Demenzielle Erkrankung
2. Depression
3. Schlafstörungen
4. Körperliche Defizite
5. Medikation
6. Schizophrene Psychosen
7. Reduziertes Selbstwertgefühl
8. chron. Intoxikation

Beachte:
1. Antriebsminderung aufgrund körperlicher Erkrankung, Angst-Wahn, depressiver Stimmung-Schlafstörung – Medikation
2. Ursachenforschung nach Ausschlussverfahren

Ziel: Überwindung der Antriebsminderung, Wiedererlangung von Selbständigkeit und Selbstvertrauen – Reintegration in Gemeinschaft

Maßnahmen	1. Erkennen der Antriebsminderung 2. Bezugsperson benennen 3. Angstfreien Rahmen schaffen, niemand zu Aktivitäten zwingen 4. Verstärkung aller, auch kleinster Aktivitäten und Kontaktaufnahmen 5. Spezielle Aufgabenliste in Zusammenarbeit mit Bewohner erstellen, die Zunahme von Aktivitäten und vermehrt anspruchsvollere Aufgaben vorsieht 6. Überforderungen vermeiden 7. Tages- und Wochenstrukturierende Maßnahmen (z. B. Ergotherapie, Musiktherapie, Bewegungstherapie)
Dokumentation	1. Beschreibung der Antriebsminderung 2. Erstellen eines Pflegeplanes und Auswahl der Arbeitsmittel in Zusammenarbeit mit dem behandelten Facharzt 3. Immer bei Veränderungen, mindestens einmal wöchentlich
Zielkontrolle	Bewertung der Aktivitäten, Erleben von mehr Initiative und Energie durch den Bewohner (alle 4 Wochen)

Arbeitshilfen

| Gerontopsychiatrische Arbeitshilfen | Arbeitshilfe Nr. 3 – Apraxie und Agnosie | Pflegefachkräfte und Hilfskräfte |

Apraxie ist die Unfähigkeit, motorische Aktivitäten zielgerichtet auszuüben, trotz Verständnis und intakter Motorik.
Agnosie ist das Versagen, Gegenstände wiederzuerkennen oder zu identifizieren trotz intakter sensorischer Funktionen.

Erscheinungsbild:
1. Apraxie: Unfähigkeit, vertraute Handlungen zu planen und durchzuführen
2. Agnosie: Gegenstände werden nicht wahrgenommen, erkannt

Mögliche Diagnosen bzw. Ursachen:
1. Agnosie: Störung nach Schädigung der Großhirnhemisphären
2. Agnosie und Apraxie: psychiatrische oder internistischen Erkrankungen oder als Suchtfolge

Beachte:
1. **Häufiges Auftreten mit einer Sprachstörung**
2. **Funktionsbeeinträchtigungen der Sinnesorgane (Brille, Hörgerät, etc.)**

Ziel: Minderung der Störungen bzw. ihrer Auswirkungen.

Maßnahmen	1. Ohne Zeitdruck immer nur eine Aufgabe zur Lösung anbieten, dabei Beobachten, Anleiten, Beaufsichtigen
2. Über die verbale Anleitung hinaus ist gemeinsames Tun der angestrebten Verrichtungen hilfreich
3. Kommunikation dabei über alle Sinnesmodalitäten fördern
4. Funktionstraining beeinträchtigter Leistung z. B. durch
– Systematisches Training für feine Bewegungen (bei Apraxie)
– Schrittweiser Aufbau komplexer Handlungen (Handlung in kurze Abschnitte zerlegen und zunächst einzeln üben)
– Zusammensetzung der einzelnen Abschnitte erfolgt ebenfalls schrittweise
5. Ruhigen, angstfreien Rahmen schaffen
6. Tages- und wochenstrukturierende Maßnahmen unter Berücksichtigung der Biografie
Dokumentation	1. Beschreibung der neuropsychologischen Störungen und Auswirkung auf Verrichtungen des täglichen Lebens wie Körperpflege, u. a.
2. Erstellen eines Pflegeplanes und Auswahl der Arbeitsmittel in Zusammenarbeit mit dem behandelnden Facharzt
3. Immer bei Veränderungen, mindestens einmal wöchentlich
Zielkontrolle	Häufigkeit der Durchführung und Grad der Selbständigkeit bei alltäglichen Verrichtungen (alle 6 Wochen)

Gerontopsychiatrische Arbeitshilfen

Arbeitshilfe Nr. 4 – Aggressives Verhalten

Pflegefachkräfte und Hilfskräfte

Aggression: körperliche oder verbale Tätlichkeiten als Angriff oder als Verteidigung

Erscheinungsbild:
1. Beleidigungen, Beschimpfungen
2. sich selbst beleidigen
3. sich selbst oder anderen kleinere Verletzungen zufügen
4. Treten, Schlagen, etc.

Mögliche Diagnosen bzw. Ursachen:
1. Sprachstörungen
2. Angst/Unsicherheit
3. Depression
4. Demenzielle Erkrankung
5. schizophrene Psychosen
6. Wahn und Suchtfolge
7. akuter Intoxikation
8. Medikation

Beachte:
1. Akutes Wahnerleben – Weglauftendenz – Angst – Selbstgefährdendes Verhalten
2. körperliche Ursachen, die der Bewohner nicht mitteilen kann (z. B. Opstipation, Unterzuckerung, Schmerzen)
3. Überprüfung der rechtlichen Voraussetzungen

Ziel: Reduktion bzw. Vermeiden aggressiven Verhaltens

Maßnahmen	1. Ruhiges, sicheres Auftreten; zugewandt bleiben, wenn möglich ablenken (aus dieser Situation herausführen und/oder Situation entschärfen, ggf. besonderes Krisenmanagement) 2. Ruhige Umgang, eindeutige Anweisungen und Aufzeigen der Grenzen 3. Erkennen von Auslösern aggressiven Verhaltens 4. Mit geeigneten Aktivitäten und Gesprächen Handlungsimpulse in sinnvolle Bahnen lenken (biografiegeleitet) 5. Tages und Wochenstrukturierung, Einbeziehen in Gruppenaktivitäten 6. Information der Mitarbeiter und Angehörigen, konstante Bezugsperson, Facharzt
Dokumentation	1. Beschreiben von Auslösern aggressiven Verhaltens 2. Beschreiben aggressiven Verhaltens (konkrete Situation, Handlungsablauf ohne Wertung) 3. Erstellen eines Pflegeplanes und Auswahl der Arbeitsmittel in Zusammenarbeit mit dem behandelten Facharzt 4. **Jede Aggressionshandlung!** 5. immer bei Veränderungen, mindestens einmal wöchentlich
Zielkontrolle	Überprüfung, ob die getroffenen Maßnahmen wirksam sind Abklingen der Häufigkeit und des Ausmaßes aggressiven Verhaltens (alle 2–4 Wochen)

Arbeitshilfen

Gerontopsychiatrische Arbeitshilfen	Arbeitshilfe Nr. 5 – Selbstgefährdung	Pflegefachkräfte und Hilfskräfte

Selbstgefährdendes Verhalten kann bei allen psychischen Erkrankungen im Alter vorkommen. Zufällige oder gezielt ausgelöste Handlungen führen zu Selbstschädigungen (sich fallen lassen) bis hin zum Tod.

Erscheinungsbild:
1. Selbstbeleidigungen
2. vor sich »hinbrummeln«
3. sich kleinere, nicht lebensbedrohliche Verletzungen zufügen

Mögliche Diagnosen bzw. Ursachen:
1. psychische Erkrankungen
2. neues Umfeld – institutielle Zwänge
3. Medikation
4. Gruppendynamik
5. Korsakow Syndrom
6. akute Psychose

Beachte:
1. **Nahrungs- und Medikamentenablehnung/ Stürze in Rahmen körperlicher Erkrankungen, z. B. Parkinsonsyndrom u. a.**
2. **Fixierung: unter Beachtung der rechtlichen Vorschriften**
3. **Suizidgefahr**

Ziel: Vermeidung oder Reduktion des selbstschädigenden Verhaltens

Maßnahmen	1. Erkennen des selbstgefährdenden Verhaltens 2. Information aller Mitarbeiter und Angehörigen 3. Beaufsichtigung/Kontrolle durch examiniertes Pflegepersonal (mit Zeitplan, engmaschig in akuten Phasen) 4. Tages- und wochenstrukturierende Maßnahmen, Einbringung in Gruppenaktivitäten 5. Mit geeigneten Aktivitäten und Gesprächen Handlungsimpulse in sinnvolle Bahnen lenken 6. »Sicht- und Hörbarbleiben« des Pflegepersonals während des ganzen Tages
Dokumentation	1. Beschreiben des selbstgefährdenden Verhaltens 2. Erstellen eines Pflegeplanes und Auswahl der Arbeitsmittel in Zusammenarbeit mit dem behandelnden Facharzt 3. Immer bei Veränderungen, besonders bei Problemverhalten, bei Notwendigkeit der Fixierung täglich, sonst mindestens einmal wöchentlich
Zielkontrolle	Reduktion des selbstgefährdenden Verhaltens, größtmöglichen Bewegungsraum sichern, Überprüfung der Bewohnerzufriedenheit (alle 2 Wochen)

Gerontopsychiatrische Arbeitshilfen	Arbeitshilfe Nr. 6 – Angst	Pflegefachkräfte und Hilfskräfte

Mit Angst bezeichnet man einen unangenehmen, gefühlsmäßigen Zustand meist mit körperlichen Begleiterscheinungen (Herzrasen, Zittern), hervorgegangen aus einem Gefühl der Bedrohung, das oft nicht objektivierbar ist. Angst kann objektiv, gegenstandslos, irreal, anonym, unmotiviert sein oder auch zielgerichtet, objektbezogen. Angst ist ein häufiges Symptom psychischer Erkrankungen.

Erscheinungsbild:
1. Unsicherheit, Rückzug
2. Körperliche Veränderungen (Inkontinenz, Herzrasen …)
3. Aggression, Unruhe
4. Depressives Verhalten
5. Schreien

Mögliche Diagnosen bzw. Ursachen:
1. internistische und psychiatrische Erkrankungen
2. Änderung soziales Umfeld
3. Medikation
4. Fixierung
5. Verkennen von Personen
6. Verlust von Selbstständigkeit

Beachte:
1. **Vermeidung von selbstgefährdendem Verhalten, Weglauftendenz- und aggressivem Verhalten**
2. **Körperliche Beeinträchtigungen** (z. B. hormonelle Störungen, insbesondere Störungen der Sinnesorgane) als Auslöser

Ziel: Beseitigung der Angst, Besserung des Wohlbefindens

Maßnahmen	1. Erkennen der Angst aufgrund des Verhaltens, der Äußerungen und der Körpersymptome 2. Einschätzung möglicher Auslöser anhand des aktuellen Verhaltens, der Situation, der Erkrankung und der Biografie 3. Ausschaltung ggf. vorhandener Auslöser und verstärkender Bedingungen 4. Konstante Bezugsperson benennen (möglichst für jede Schicht) 5. »Sicht- und Hörbarbleiben« des Pflegepersonals während des ganzen Tages 6. Tages- und Wochenstrukturierung mit Vereinbarung individueller Ziele und Abläufe 7. Spezifische Betreuungsmaßnahmen (Ergotherapie, Musiktherapie, Bewegungstherapie, Entspannungsverfahren, Selbstsicherheitstraining) 8. Angehörige über ängstliches Verhalten aufklären und in Maßnahmen einbeziehen, ebenso Facharzt
Dokumentation	1. Beschreiben der Angst aufgrund des Verhaltens, der Äußerungen und der Körpersymptome 2. Erstellen eines individuellen Pflegeplanes und Auswahl der Arbeitsmittel in Zusammenarbeit mit dem behandelnden Facharzt 3. Immer bei Veränderungen, mindestens einmal wöchentlich
Zielkontrolle	Bewertung der Angst durch Betroffenen und Bezugspersonen (alle 2–4 Wochen)

Arbeitshilfen

Gerontopsychiatrische Arbeitshilfen	Arbeitshilfe Nr. 7 – Regressives Verhalten	Pflegefachkräfte und Hilfskräfte
Erscheinungsbild: 1. Blickstarre, Verstummen 2. keine Nahrungsaufnahme 3. Bewegungslosigkeit 4. Rückzug 5. Embryonallage	Mögliche Diagnosen bzw. Ursachen: 1. Bewusstwerden der Abhängigkeit und Hilflosigkeit 2. Verlust der Kontroll- und Entscheidungsmöglichkeit 3. Internistische und psychiatrische Erkrankungen	Beachte: 1. **Körperliche Erkrankungen, Einschränkungen der Sinnesorgane** 2. **Anleitung zur Aktivierung** 3. **Steigerung des Selbstwertgefühles**

Ziel: Erhaltung oder Verbesserung der Selbstständigkeit, Vermeiden des Auftretens regressiven Verhaltens

Maßnahmen	1. Partnerschaftlicher Umgang aller Mitarbeiter der Pflegeeinrichtung mit dem Betroffenen vom ersten Kontakt an 2. Akzeptieren des Verhaltens als aktuell bestmögliche Lösung 3. Auf persönliche Auswahl der Kleidung hinwirken, auf äußeres Erscheinungsbild (Frisur, Bart) achten 4. Positive Erinnerungsinhalte und positive soziale Erfahrungen wachrufen und verstärken (Erzählen, Biografie, Besuch, Fotos) 5. Übertragung von Eigenverantwortung in Kleinstschritten und biografiegeleitet 6. Tages- und Wochenstrukturierende Maßnahmen unter Berücksichtigung der Biografie 7. Angstfreien Rahmen schaffen, eigene Gestaltung des Wohnraumes ermöglichen, ggf. Haustiere 8. Einbindung in Gruppenaktivitäten (z. B. Musik-, Ergo-, Bewegungstherapie) 9. Vermeidung von Suggestivfragen
Dokumentation	1. Beschreiben des regressiven Verhaltens 2. Erstellen eines Pflegeplanes und Auswahl der Arbeitsmittel in Zusammenarbeit mit dem behandelnden Facharzt 3. Immer bei Veränderungen, mindestens einmal wöchentlich
Zielkontrolle	Übernahme von Eigeninitiative, Bewohnerzufriedenheit, Integration in die Wohngruppe (alle 6–8 Wochen)

Anhang

Gerontopsychiatrische Arbeitshilfen	Arbeitshilfe Nr. 8 – Gestörtes Essverhalten	Pflegefachkräfte und Hilfskräfte

Erscheinungsbild:
1. Nahrungs- und/oder Flüssigkeitsverweigerung
2. enthemmtes Ess- und/oder Trinkverhalten

Mögliche Diagnosen bzw. Ursachen:
1. Internistische oder psychiatrische Erkrankungen
2. soziale Faktoren
3. Persönlichkeitsstruktur

Beachte:
1. Körperliche Ursachen z. B. Schluckstörungen (Aspirationsgefahr)
2. schlecht sitzende Zahnprothesen
3. Schmerzen, Unverträglichkeiten

Ziel: ausreichende und ausgewogene Nahrungs- und Flüssigkeitszufuhr, Befriedigung individueller Essenswünsche und -bedürfnisse

Maßnahmen	1. Schaffung adäquater äußerer Bedingungen (anregendes Umfeld, nach individuellen Bedürfnissen ausgestatteter Essplatz, evtl. mit Spezialgeschirr, -besteck etc., bequeme Körperhaltung) 2. Nach individuellen Bedürfnissen auserwählte und vorbereitete Nahrung und Getränke in angemessener Menge 3. Erkennen und Berücksichtigen individueller Essgewohnheiten (Biografie) 4. Anleitung, Unterstützung der Motivation und Konzentration 5. Hilfestellungen bei der manuellen Handhabung 6. Einzel- und Kleingruppenarbeit (z. B. Frühstücksgruppen) 7. Überwachung der Nahrungsmenge, Flüssigkeitsbilanz (bei Sondenernährung immer auch Versuche oraler Nahrungsaufnahme) 8. Regelmäßiges Anbieten von Getränken auch zwischen den Mahlzeiten 9. Information und Einbeziehen der Angehörigen bzw. Betreuer
Dokumentation	1. Beschreiben des gestörten Essverhaltens 2. Erstellen eines Pflegeplanes in Zusammenarbeit mit dem behandelnden Facharzt 3. Bilanzierung der Nahrungsaufnahme und Flüssigkeitsmenge, Gewichtsveränderung beschreiben 4. Immer bei Veränderung, mindestens einmal wöchentlich
Zielkontrolle	Ernährungszustand, Wohlbefinden, Gewicht (mind. alle 2–4 Wochen)

Arbeitshilfen

Gerontopsychiatrische Arbeitshilfen	Arbeitshilfe Nr. 9 – Orientierungsstörungen	Pflegefachkräfte und Hilfskräfte

Erscheinungsbild:
1. Fragen nach dem Ort/Zeit, Situation und Person
2. Leben in der Vergangenheit
3. Verkennen von Situationen, Personen und sich selbst
4. Des- oder Fehlorientierung

Mögliche Diagnosen bzw. Ursachen:
1. internistische oder psychiatrische Erkrankungen
2. räumliche Gegebenheiten
3. Suchtfolge
4. Exsikkose
5. Medikation, Fieber
6. Flüssigkeitsmangel

Beachte:

> 1. **Bei akut auftretenden Orientierungsstörungen immer Arzt einschalten, um körperliche Ursachen und Auslöser auszuschließen** (z. B. Exsikkose, Arzneimittelbegleitwirkung, Fieber)

Ziel: Beseitigung oder zumindest deutliche Minderung der Orientierungsstörung und ihrer Auswirkungen.

Maßnahmen	1. Differenzierung der Orientierungsstörung 2. Individuelle Orientierungshilfen feststellen und anwenden 3. Tages- und Wochenstrukturierung, evtl.Tagesbetreuungsgruppe 4. »Sicht- und Hörbarbleiben« des Pflegepersonals während des Tages 5. Ergotherapeutische Übungsmaßnahmen 6. ROT – Realitätsorientierungstraining, (Anwendung bei Demenzkranken nur bei Ausschluß der Gefahr der Depressivität, Erregung, Trauer und Rückzug infolge der Betrachtung ihrer tatsächlichen Situation, die des Daseins eines Verwirrten) 7. Gedächtnistraining 8. Unterstützung der Ich-/Selbst-Funktionen durch Einzel- und Gruppengespräche, Selbstsicherheittraining 9. Angehörige über die Orientierungsstörung informieren und in die Maßnahmen einbeziehen
Dokumentation	1. Beschreibung der Orientierungsstörung 2. Erstellen eines Pflegeplanes und Auswahl der Arbeitsmittel in Zusammenarbeit mit dem Facharzt 3. Immer bei Besonderheiten und Veränderungen, mindestens einmal wöchentlich
Zielkontrolle	Bewertung der Intensität und Art der Orientierungsstörung (alle 6–8 Wochen)

Anhang

Gerontopsychiatrische Arbeitshilfen	Arbeitshilfe Nr. 10 – Gedächtnisstörungen	Pflegefachkräfte und Hilfskräfte

Erscheinungsbild:
1. Störung der Merkfähigkeit
2. Konfabulation (Füllen von Gedächtnislücken mit Einfällen, die der Betroffene als Erinnerung hält)

Mögliche Diagnosen bzw. Ursachen:
1. internistische oder psychiatrische Erkrankungen
2. Flüssigkeitsmangel
3. Medikation
4. Suchtfolge

Beachte:
1. **Störungen der Sinnesorgane (Augen, Ohren) feststellen und beheben lassen**

Ziel: Reduktion der Gedächtnisstörung oder zumindest ihrer Auswirkungen

Maßnahmen	1. Biografiegeleitetes Arbeiten 2. Ruhiger Umgang und eindeutige Anweisungen (kein Zeitdruck, häufiges Erklären, geduldiges Wiederholen) 3. Sichtbare Hinweise (Kalender, Uhr, Foto, Bild, Zettel) 4. Tages- und Wochenstrukturierung 5. Übende Verfahren (Gruppe oder Einzel, z. B. Zeitungsrunde, ROT, Gedächtnistraining) 6. Angehörige informieren und in die Maßnahmen einbeziehen
Dokumentation	1. Beschreibung der Störung und ihrer Auswirkungen 2. Erstellen des Pflegeplanes und Auswahl der Arbeitsmittel in Zusammenarbeit mit dem Facharzt 3. Immer bei Besonderheiten und Veränderungen, mindestens einmal wöchentlich
Zielkontrolle	Überprüfung und Bewertung der noch verfügbaren Gedächtnisleistungen (alle 6–8 Wochen)

Arbeitshilfen

Gerontopsychiatrische Arbeitshilfen	Arbeitshilfe Nr. 11 – Halluzinationen/Wahrnehmungsstörungen/Wahn	Pflegefachkräfte und Hilfskräfte

Wahrnehmungsstörungen treten in Form von Halluzinationen auf den Gebieten des Sehens, Hörens, Riechens, Schmeckens oder Fühlens auf.

Wahn sind krankhaft entstandene Fehlbeurteilungen der Realität, die mit erfahrungsunabhängiger Gewißheit auftreten und an denen mit subjektiver Gewißheit festgehalten wird, auch wenn sie im Widerspruch zur Wirklichkeit und zur Erfahrung der gesunden Menschen sowie zu ihrem »kollektiven Meinen und Glauben« stehen.

Erscheinungsbild:

1. ilusionäre Verkennung
2. Angst, verändertes Verhalten
3. Misstrauen, Euphorie, Unruhe
4. Schlafstörungen
5. vegetative Veränderungen

Mögliche Diagnosen bzw. Ursachen:
1. psychiatrische Erkrankungen
2. Alkoholintoxikation, Delier
3. Hörstörungen
4. soziale Faktoren
5. Vergiftungen
6. Persönlichkeitsstruktur

Beachte:
1. Halluzinationen als Begleiterscheinung von somatischer Erkrankung und Medikation
2. <u>Akuter Wahn</u> erfordert fast immer Medikation, chronischer Wahn eher Umgang mit der Symptomatik

Ziel: Beseitigung/Minderung der Wahrnehmungsstörung und ihrer Auswirkungen, Vermeidung von selbst- und fremdgefährdendem Handeln,

Maßnahmen	1. Differenzierung der Wahrnehmungsstörung (ggf. auch nachfragen) und des daraus resultierenden Verhaltens 2. Äußerungen über Halluzinationen und daraus resultierende Ängste ernstnehmen, nicht durch Argumente widerlegen wollen 3. Angst reduzieren, Sicherheit vermitteln durch persönlichen Kontakt, »Stress«-Situationen vermeiden u. Rückzug ermöglichen 4. Ablenkung durch Beschäftigung und Bewegung, Tages- und Wochenstrukturierung 5. Soziale Integration fördern, stützende Einzel- und Gruppengespräche; Einzelbetreuung zeitweise erforderlich 6. Angehörige über Wahnsymptome informieren und in die Maßnahmen einbeziehen 8. Soziale Kontakte fördern, **nicht** zu Gruppenangeboten zwingen
Dokumentation	1. Beschreibung der Wahrnehmungsstörung 2. Erstellen eines Pflegeplanes und Auswahl der Arbeitsmittel in Zusammenarbeit mit dem behandelnden Facharzt 3. Immer bei Besonderheiten und Veränderungen, mindestens einmal wöchentlich 4. Beschreibung der Wahninhalte und möglicher Handlungskonsequenzen, die sich daraus für den Bewohner ergeben
Zielkontrolle	Bewertung der Häufigkeit des Auftretens und der Intensität der Halluzinationen durch den Betroffenen und die Bezugspersonen, Risikoabschätzung von Selbstgefährdung und Fremdgefährdung Bewertung der Intensität und Dauer des Wahnerlebens, Risikoabschätzung von Selbstgefährdung und Fremdgefährdung (siehe Arbeitshilfe 4 Agressives Verhalten alle 2-4 Wochen)

Anhang

Gerontopsychiatrische Arbeitshilfen	Arbeitshilfe Nr. 12 – Sprachstörung (Aphasie)	Pflegefachkräfte und Hilfskräfte

Aphasien sind Störungen der Sprachfähigkeit und erstrecken sich auf Sprachausdruck und Sprachverständnis, auf Lesen und Schreiben. Sie sind klar abzugrenzen von den Störungen der Sprechmotorik (Dysarthrien) und von formalen Denkstörungen (Denkhemmung bei depressiven Störungen).

Erscheinungsbild:
1. kein spontanes Sprechen, Verlust Sprachverständnis
2. Verständigung auf Laute begrenzt
3. Ausfall auf Sprache, Lesen und Schreiben bezogen

Mögliche Diagnosen bzw. Ursachen:
1. Apoplex
2. Tumor
3. transitorische ischämische Attacke (TIA)
4. Hirnabbauprozesse
5. Flüssigkeitsmangel
6. Intoxikationen
7. Medikation

Beachte:
1. »Verwaschenes« Sprechen, (Dysarthrien) bei Intoxikation
2. Akut auftretende Sprachstörungen! Hinweis auf schwere zerebrale Erkrankung, umgehend ärztl. Intervention
3. Sprachstörungen nach Schlaganfall sind immer logopädisch zu behandeln
4. Trennung von Sprechmotorikdefiziten und Denkstörungen
5. Apoplex-Symptome ausschließen

Ziel: Erhaltung und Verbesserung der Kommunikationsfähigkeit

Maßnahmen	1. Angstfreien Rahmen schaffen, ruhig und mit Zeit zuhören 2. Bezugsperson benennen 3. Gesprächspartner sollten in klaren, bestimmten Ton sprechen und einfache, kurze Sätze formulieren 4. Gespräche sollten immer nur einen Inhalt haben, klare Aussagen geben und Fragen stellen, Zeit zum Antworten geben 5. Kommunikation über alle Sinne fördern (Blickkontakt, Mimik, Gestik) 6. Bei Bedarf sollten die Informationen wiederholt werden, wenn nötig auch mehrmals 7. Tages- und Wochenstrukturierende Maßnahmen unter Berücksichtigung der Biografie
Dokumentation	1. Beschreibung auffälligen Sprachverhaltens 2. Erstellen eines Pflegeplanes und Auswahl der Arbeitsmittel in Zusammenarbeit mit dem behandelnden Facharzt 3. Immer bei Veränderungen, mindestens einmal wöchentlich
Zielkontrolle	Häufigkeit der Kommunikation und selbständige verbale Äußerungen (ständig)

Arbeitshilfen

Gerontopsychiatrische Arbeitshilfen	Arbeitshilfe Nr. 13 – Kotschmieren (Koprophilie) und Kotessen (Koprophagie)	Pflegefachkräfte und Hilfskräfte

Kotschmieren und Kotessen: Verstecken, verschmieren und essen von Ausscheidungen

Erscheinungsbild:
1. Toilettenort ist nicht zuordbar
2. verteilen, schmieren und essen von Fäkalien
3. entkleiden

Mögliche Diagnosen bzw. Ursachen:
1. internistische und psychiatrische Erkrankungen
2. Suchtfolge
3. Persönlichkeitsstrukturen
4. soziale Faktoren
5. Medikation

Beachte:
1. **Körperliche Erkrankungen (Durchfall, Obstipation) und Medikation (Obstipation)**
2. **Hygienevorschriften**

Ziel: Reduzieren des Verhaltens, Schutz der Mitbewohner

Maßnahmen	1. Erkennen des Auftretens, Beobachtung der Ausscheidung
	2. Prophylaxe:
	  – Stuhlregulierende Maßnahmen (z. B. Leinsamen, Lactulose)
	  – Bewegungsreize anbieten: Wiegen, Schaukeln
	  – Kontinenztraining, Toilettengang
	  – Hautstimulation 1–2 x täglich (Einreiben, Ausstreichen), ergänzende Geruchs- und Geschmacksimpulse
	3. Hilfeleistung bei Auftreten der Störung:
	  – Keine negative Reaktion zeigen (kann zur Verweigerung bei der Körperreinigung führen)
	  – Nach Erkennung nicht sofort handeln, kurz vor die Tür gehen, »frische Luft schnappen«, sich auf die bevorstehende Reinigung bestimmt angenehm wäre, freundliche Herantreten an Bewohner, keinen Widerstand durch dominantes und hektisches Verhalten provozieren
	  – Bewohner positiv darauf aufmerksam machen, daß eine Reinigung bestimmt angenehm wäre
	4. Information aller Mitarbeiter (incl. Hauswirtschaft) und der Angehörigen
	5. Problematik in Dienstübergaben und in allen Fallbesprechungen ansprechen, gemeinsame Ziele stecken, engmaschige Pflegebeobachtungen (speziell nachts) abstimmen
	6. Leise nächtliche Pflegebeobachtung ca. 1 stdl. Bis Zeitpunkt des Einkotens bekannt ist und prophylaktische Maßnahmen ergriffen werden können

Dokumentation	1. Beschreibung der Ausscheidung 2. Pflegeplanung in Zusammenarbeit mit dem behandelnden Facharzt 3. Immer bei Auftreten
Zielkontrolle	Reduzierung der Häufigkeit (ständig)

Anhang

Gerontopsychiatrische Arbeitshilfen	Arbeitshilfe Nr. 14 – Schlafstörungen	Pflegefachkräfte und Hilfskräfte

Erscheinungsbild:
1. Einschlafstörungen
2. Durchschlafstörungen
3. Schlafumkehr (am Tag schlafen und in der Nacht aktiv sein)
4. Tagesmüdigkeit

Mögliche Diagnosen bzw. Ursachen:
1. internistische und psychiatrische Erkrankungen
2. Alkoholmissbrauch
3. gestörter Tag-/Nachtrhythmus

Beachte:
1. Körperliche Ursachen (Schmerz, Blutzuckerentgleisung, Medikamentenbegleitwirkungen u. a.)
2. Unangemessene äußere Bedingungen (unbequemes Bett, schnarchender Mitbewohner, Lichtverhältnisse, Fixierung u. a.)

Ziel: Wohlbefinden tagsüber, ausreichender Schlaf nach individuellem Bedürfnis

Maßnahmen	1. Erkennen der Schlafstörung (**Protokollierung 24-Stunden**) 2. Schaffung adäquater äußerer Bedingungen (Ruhe, angenehme Temperatur- und Lichtverhältnisse, bequeme Nachtwäsche und Bett, Wahrung der Intimsphäre, vertraute Pflegeperson, ggf. Bettgitter wie gewünscht oder verordnet, unter Berücksichtigung der rechtlichen Voraussetzungen) 3. Berücksichtigung körperlicher Faktoren (Schmerzen, Hunger, Durst, Atemnot, häufiges Wasserlassen) 4. Spezielle Maßnahmen wie Ruhen lassen in bequemem Sessel, mitnehmen, in Ausnahmefällen separieren 5. Schlafvorbereitende Maßnahmen: Vermeidung von Aufregungen vor dem Schlafengehen, individuelle Bestimmung des zeitlichen Ablaufs, entspannende Maßnahmen und Berücksichtigung von Einschlafritualen und Einschlafgewohnheiten (Biografiegeleitet) 6. Nachtcafe, Snoezelen 7. Gespräche über beunruhigende Faktoren wie Ärger und Sorgen am Vortag, Angst/Wahn/Wahrnehmungsstörungen 8. Ausreichende Bewegung und Anregung tagsüber/Kontrollgänge, ggf. mehrfach pro Nacht
Dokumentation	1. Beschreiben der Schlafstörung 2. Erstellen eines Pflegeplanes und Auswahl der Arbeitsmittel in Zusammenarbeit mit dem behandelnden Facharzt 3. Schlafdauer und Schlafqualität, durchgeführte Maßnahmen und deren Wirkung, Veränderungen
Zielkontrolle	Grad der Erholung am nächsten Tag, Bewertung der Schlafqualität durch Betroffenen und Bezugspersonen (ständig)

Gerontopsychiatrische Arbeitshilfen

Arbeitshilfe Nr. 15 – Suchtverhalten

Pflegefachkräfte und Hilfskräfte

Unter Suchtverhalten versteht man das **krankhafte**, unwiderstehliche Verlangen nach Suchtmitteln und/oder den unkontrollierten Umgang mit Alkohol, Medikamenten, Nikotin oder Drogen. Wobei hier das Suchtmittel Nikotin in Bezug auf die Anwendung der Arbeitshilfe ausgeklammert werden soll.

Erscheinungsbild:
1. unruhiges Verhalten
2. Suche nach Suchtmittel
3. Agressivität

Mögliche Diagnosen bzw. Ursachen:
1. Intoxikation
2. Sozialverhalten
3. Umfeld
4. Persönlichkeitsstruktur

Beachte:
1. **Intoxikation und Entzugserscheinungen**
2. **körperliche, seelische und soziale Folgeschäden**

Ziel: Verminderung des Suchtmittelkonsums, wenn möglich Abstinenz

Maßnahmen	1. Erkennen von süchtigen Strukturen und Suchtverhalten (Sammeln oder Horten von leeren Flaschen, Medikamentenschachteln usw.) 2. Klare Absprachen (bevorzugt auch schriftlich) über Selbstkontrolle und Fremdkontrollmöglichkeit (Kontrolle der Wohnräume) 3. Konkretes Ansprechen süchtiger Verhaltensweisen einschl. Täuschungsversuche 4. Information und Einbeziehen der Angehörigen und aller Mitarbeiter 5. Teilnahme an Selbsthilfegruppen unterstützen 6. Beachtung der Persönlichkeitsrechte des Betroffenen, **Grenzen:** Persönlichkeitsrechte der Mitbewohner und Mitarbeiter 7. Bei ständigen Regelverletzungen Konsequenzen besprechen, ggf. stationäre Einweisung, geschlossene Unterbringung unter Beachtung der rechtlichen Voraussetzungen, Kündigung des Heimvertrages
Dokumentation	1. Erstellung eines Pflegeplanes und Auswahl der Arbeitsmittel in Zusammenarbeit mit dem behandelnden Facharzt (Entgiftungs- und Entzugsbehandlung) 2. Getroffene Absprachen und deren Einhaltung 3. Immer bei Veränderungen, mindestens einmal wöchentlich
Zielkontrolle	Abstinentes Verhalten, Bewertung durch Betroffenen und Bezugspersonen (suchtartabhängig – i. d. R. ständig)

Gerontopsychiatrische Arbeitshilfen	Arbeitshilfe Nr. 16 – Suizidalität (Selbsttötungsabsicht)	Pflegefachkräfte und Hilfskräfte

Suicidalität ist das Potential aller auf Selbstvernichtung gerichteten seelischen Kräfte. Es kann sich äußern in Todeswünschen, Selbstmordabsichten bis hin zu konkreten Selbstmordhandlungen.

Erscheinungsbild:
1. Depressive Stimmung
2. Wahn und Angst
3. verbale Äußerungen
4. Vernachlässigung von zuvor persönlich wichtigen Dingen
5. Regeln letzter Angelegenheiten

Mögliche Diagnosen bzw. Ursachen:
1. psychiatrische Erkrankungen (Sucht, Depression, akute Psychose)
2. Kriesensituation
3. somatische und seelische Schmerzen

Beachte:
1. **Bei akuter Suizidalität Sicherstellung der ständigen Anwesenheit des Pflegepersonals bis zur Intervention des behandelnden Arztes oder Einweisung in psychiatrische Klinik**

Ziel: Beseitigung der Suicidalität

Maßnahmen	1. Erkennen suizidalen Verhaltens (akut, subakut, chronisch) 2. Information **aller Mitarbeiter** und Angehörigen 3. Vertrauensvolle Beziehung aufbauen (für jede Schicht Bezugsperson benennen) 4. Vertragsfähigkeit überprüfen (kann Bewohner alle gegebene Zusagen einhalten) 5. Detaillierte tagesstrukturierende Maßnahmen mit häufigen Kontakten zu Bezugspersonen 6. Regelmäßig Einzelgespräche ermöglichen, Dauer und Zeitpunkt festlegen, dabei realistisch den Tagesablauf der Pflegemitarbeiter berücksichtigen
Dokumentation	1. Beschreiben suizidalen Verhaltens 2. Erstellen eines Pflegeplanes in Zusammenarbeit mit dem behandelnden Facharzt 3. Immer bei Veränderung, mindestens **einmal pro Schicht**
Zielkontrolle	Bewertung der Suicidgefährdung durch Betroffenen und Bezugspersonen

Arbeitshilfen

| Gerontopsychiatrische Arbeitshilfen | Arbeitshilfe Nr. 17 – Depressive Stimmung | Pflegefachkräfte und Hilfskräfte |

Die negativ getönte Befindlichkeit umfaßt ein weites Spektrum von Gefühlen wie Unbehagen, Niedergeschlagenheit, Freudlosigkeit, Lustlosigkeit, Interessenverlust, Sorge, Gram, Verzagtheit, Hilflosigkeit bis hin zu entsetzlicher »innerer Qual«. Der Ausdruck ist sehr verschieden: manche weinen, sind »niedergeschlagen, andere sichtbar »bewegt«, andere wie im Schmerz und in der Qual »versteinert«.

Erscheinungsbild:
1. körperliche und psychische Störungen wie Kraftlosigkeit, Angst, Weinen, Schlafstörungen, Beklemmungsgefühle, Suizidgefahr, Antriebslosigkeit

Mögliche Diagnosen bzw. Ursachen:
1. chron. Überbelastung
2. Reaktion auf traumatisches Erlebnis lobend erwähnen
3. somatisch und psychogen begründbar
4. endokrine Ursache
5. Medikation

Beachte:
1. **Mögliche Suicidalität**

Ziel: Abklingen der depressiven Stimmung oder zumindest deutliche Stimmungsaufhellung

Maßnahmen	1. Positive Erinnerungsinhalte und positive soziale Erfahrungen in Gesprächen wachrufen und durch Handlungen verstärken 2. Achten auf Kleidung, Frisur, etc., Veränderungen lobend erwähnen 3. Tages- und Wochenstrukturierung durch Vereinbarung individueller Ziele und Abläufe ohne Zeitdruck 4. Übernehmen von Aufgaben fördern 5. Den depressiven Menschen in Gruppenaktivitäten einbeziehen 6. Regelmäßige Einzelgespräche ermöglichen (in Gesprächen auf mögliche Todeswunsch achten) 7. Konstante Bezugsperson benennen, Angehörige über depressives Verhalten aufklären, in Maßnahmen einbeziehen
Dokumentation	1. Beschreibung der Befindlichkeit 2. Erstellen eines Pflegeplanes und Auswahl der Arbeitsmittel in Zusammenarbeit mit dem behandelten Facharzt 3. Immer bei Veränderungen, mindestens ein mal wöchentlich, **immer bei Suizidalität**!
Zielkontrolle	Bewertung der depressiven Stimmung durch Betroffenen und Bezugspersonen (siehe Arbeitshilfe 16)

Anhang

Gerontopsychiatrische Arbeitshilfen	Arbeitshilfe Nr. 18 – Einzug in die Einrichtung	Leitung und verantwortliche Pflegekraft

Erscheinungsbild:
1. Pflegebedürftigkeit
2. Überforderte Angehörige
3. gerontopsychiatrische Verhaltensauffälligkeiten

Mögliche Diagnosen bzw. Ursachen:
1. Notwendigkeit gegeben, wenn die Situation durch Angehörige nicht mehr beherrschbar ist

Beachte:
1. Vor Aufnahme Anamnese und Abschluss Heimvertrag
2. Erhebung pflegerelevanter Daten incl. finanztechnischer Fragen
3. Klärung der Notwendigkeit der Betreuung
4. Biographiearbeit

Ziel: optimale Pflege durch Profession

Maßnahmen	1. Erkennen der Befindlichkeit und des Verhaltens 2. Absprachen von Verantwortlichkeiten innerhalb des Hauses klären 3. Information der Angehörigen wahrnehmen und an alle Mitarbeiter weitergeben 4. Einrichtung vorstellen 5. Wichtige Hilfsmittel des Bewohners (z. B. Brille, Hörgerät, Prothesen) mit Namen versehen 6. Auf Besonderheiten im Pflege- und Betreuungsbereich im Gespräch hinweisen 7. …
Dokumentation	1. Beschreiben der Befindlichkeit und des Verhaltens 2. Dokumentation aller wichtigen Informationen und Beobachtungen
Zielkontrolle	Bewertung des Gesamtbefindens durch Bewohner und Mitarbeiter (bei Bedarf)

Arbeitshilfen

Gerontopsychiatrische Arbeitshilfen	Arbeitshilfe Nr. 19 – Einweisung in eine psychiatrische Klinik	Pflegefachkräfte und Hilfskräfte

Stationäre psychiatrische Behandlung ist erforderlich bei psychischen Krankheiten und Symptomen, die zu erheblichen Störungen der Befindlichkeit und des Verhaltens führen. Sie müssen exakt diagnostiziert werden und/oder können mit ambulanten Möglichkeiten nicht ausreichend behandelt werden. Sie ist immer notwendig zur Abwendung akuter Selbst- und/oder Fremdgefährdung aufgrund psychischer Krankheit, auch gegen den Willen des Erkrankten (PsychKG, BtG).

Erscheinungsbild: 1. Akute gerontopsychiatrische Verhaltensauffälligkeit	Mögliche Diagnosen bzw. Ursachen: 1. Notwendigkeit gegeben, wenn die Situation durch Pflegekräfte nicht mehr beherrschbar ist – Einweisung durch Facharzt	**Beachte:** 1. **immer schriftliche Pflegeübergabe – Verlegungsbericht**

Ziel: Heilung oder Linderung der Erkrankung und ihrer Folgen

Maßnahmen	1. Erkennen der Befindlichkeit und des Verhaltens 2. Intervention des behandelnden Facharztes herbeiführen, der die Entscheidung zur Einweisung treffen (verantworten) muss 3. Information der Angehörigen und Mitarbeiter 4. Wenn nötig, Bewohner beim Zusammenstellen alle benötigten Utensilien für den Krankenhausaufenthalt unterstützen 5. Wichtige Hilfsmittel des Bewohners (z. B. Brille, Hörgerät, Prothesen) mit Namen versehen und mitgeben 6. Wenn erforderlich, ständige Beobachtung des Bewohners bis zur Übergabe an die Krankentransportmitarbeiter sicherstellen 7. Begleitung des Bewohners durch Angehörige oder Pflegemitarbeiter, wenn möglich

Dokumentation	1. Beschreiben der Befindlichkeit und des Verhaltens
	 2. Dokumentation aller wichtigen Informationen und Beobachtungen
	 3. Verlegungsbericht erstellen – schriftliche Pflegeübergabe (z. B. Kopien, Pflegedokumentation) an Krankenhauspersonal
	 4. In die Pflegedokumentation eintragen:
	   – Symptome, Entwicklung und Gründe für die Einweisung
	   – Name des Krankenhauses, der Station und des aufnehmenden Arztes

Zielkontrolle	Bei Rückübernahme aus dem Krankenhaus: Bewertung des Gesamtbefindens durch Bewohner und Mitarbeiter (bei Bedarf)

Gerontopsychiatrische Arbeitshilfen	Arbeitshilfe Nr. 20 – Umzug/Auszug	Pflegefachkräfte und Hilfskräfte
Erscheinungsbild: 1. Akute gerontopsychiatrische Verhaltensauffälligkeit 2. Tod 3. Wunsch des Bewohners, Angehörigen oder Betreuers	Mögliche Diagnosen bzw. Ursachen: 1. Notwendigkeit gegeben, wenn die Situation durch Pflegekräfte nicht mehr beherrschbar ist 2. Veränderte Milieugestaltung 3. Spezialeinrichtung/Tod	**Beachte:** 1. **Dokumentation aller notwendigen Daten** 2. **Veränderung bzw. Beendigung des Heimvertrages** 3. **Informationsweitergabe an Verwaltung**

Ziel: Veränderung der derzeitigen Wohnsituation

Maßnahmen	1. Erkennen der Befindlichkeit, des Verhaltens und/oder der Situation 2. Information der Angehörigen, des Arztes und Mitarbeiter 3. Wenn nötig, Zusammenstellen aller benötigten Utensilien 4. Wichtige Hilfsmittel des Bewohners (z. B. Brille, Hörgerät, Prothesen) mit Namen versehen und mitgeben 5. Begleitung der Angehörigen und/oder Bewohner 6. wenn notwendig – Sterbebegleitung (siehe allg. Standard)
Dokumentation	1. Beschreiben der Befindlichkeit, des Verhaltens und/oder der Situation 2. Dokumentation aller wichtigen Informationen und Beobachtungen 3. … 4. …
Zielkontrolle	Bewertung der Gesamtsituation und Beschreibung durch Mitarbeiter (bei Bedarf)

7. Besprechungsprofil

Einrichtung:

Besprechungsprofil

Ziele:
- Zur Entwicklung der Qualität in der Pflege gehört neben allen pflegerischen Tätigkeiten ebenso eine lückenlose und umfassende Informationsweitergabe in allen Bereichen des Hauses
- Optimale Organisation der Arbeitsabläufe des Bereiches
- Schnelle Weitergabe der Informationen an andere Versorgungsbereiche
- Verbesserung der Zusammenarbeit aller Bereiche

Maßnahmen:
- Zu jedem Dienstbeginn erfolgt ein Informationsaustausch laut dem Standard Dienstübergabe 1.6.
- Heim- und Pflegedienstleiterin treffen sich montags um 9.00 Uhr und besprechen alle Termine, Probleme, Vorkommnisse. Zweimal monatlich wird hier die Mitarbeiterin des sozialen Dienstes eingeladen.
- 1 x mon. Leitungsrunde gesamtes Haus,
- 14-tägig abwechselnd in den beiden WB mit Hausmeister, Küchenleiter, Leitung, Verwaltung, sozialer Dienst.
- Monatliche Teambesprechungen werden in den einzelnen Wohnbereichen von den WBL selbständig vorbereitet und durchgeführt. Die Pflegedienstleiterin ist über Termine und Themen zu informieren.
- Quartalsweise finden Nachtwachenbesprechungen statt. Hier werden die Dauernachtwachen von Heim- und Pflegedienstleitung über alles Wichtige informiert, Pflegeprobleme werden besprochen. Bei Bedarf nehmen die Wohnbereichsleiterinnen an diesen Besprechungen teil.
- Die Mitarbeiter des sozialen Dienstes treffen sich immer freitags zur Terminabsprache und Arbeitsplanung für die folgende Woche.
- Halbjährlich finden Mitarbeitervollversammlungen statt.
- Die MAV trifft sich mit der Heim- und Pflegedienstleitung halbjährlich.
- Der Qualitätszirkel des Hauses trifft sich monatlich.
- Der Heimbeirat wird zu monatlichen Treffen vom sozialen Dienst eingeladen. Die Heim- und Pflegedienstleitung wird Quartalsweise dazu eingeladen.

Hinweis: Alle Besprechungen werden im bekannten Protokoll dokumentiert.

Anhang

8. Mini-Mental-Status-Test (MMST)

1. Fragen nach der Orientierung. (Je 1 Punkt)
   - Jahr
   - Jahreszeit
   - Datum
   - Wochentag
   - Monat
   - Bundesland
   - Land
   - Stadt/Ortschaft
   - Klinik/Praxis/Altenheim
   - Stockwerk

2. Merkfähigkeit (Vorsprechen und Nachsprechen dreier Begriffe aus unterschiedlichen Kategorien, z. B. Auto-Blume-Kerze. (Maximal 3 Punkte)
   - Auto
   - Blume
   - Kerze

   Der Patient wird aufgefordert, die 3 Begriffe so oft zu wiederholen, bis er sie sich eingeprägt hat, weil sie später (→ Punkt 4) noch einmal abgefragt werden.

3. Aufmerksamkeit und Rechenfähigkeit: Von 100 soll in 7er Schritten subtrahiert werden. Jeder richtige Subtraktionsschritt ergibt einen Punkt. (Max. 5 Punkte) Die Aufgabenstellung darf während der Durchführung nicht wiederholt werden.
   - 93
   - 86
   - 79
   - 72
   - 65

4. Erinnerungsfähigkeit: Die 3 Begriffe unter Punkt 2 sollen wiederholt werden. (Max. 3 Punkte)
   - Auto
   - Blume
   - Kerze

Mini-Mental-Status-Test

5. **Sprache und andere Funktionen:**
   - Armbanduhr benennen (1 Punkt)
   - Bleistift benennen (1 Punkt)
   - Nachsprechen des Satzes: »Sie leiht ihm kein Geld mehr« (1 Punkt)
   - Kommandos befolgen (Patient darf erst beginnen, wenn alle Aufgabenschritte genannt sind): (Max. 3 Punkte)
     - ein Blatt Papier in die rechte Hand nehmen
     - in der Mitte falten,
     - auf den Boden legen.
   - Eine schriftliche Anweisung vorlesen und ausführen (Bitte, schließen sie die Augen!) (1 Punkt)
   - Schreiben eines vollständigen Satzes (1 Punkt)
   - Nachzeichnen einer geometrischen Figur (1 Punkt)

Maximale Punktzahl: 30
Demenzverdacht: <20

Anhang

9. Erfassungsbogen für Verhaltensauffälligkeiten

Altenpflegeheim

Name _____

Datum _____

(Neue) Informationen
zur Biografie _____

Ärztliche Diagnose(n) _____

Mini-Mental-Status (Punktwert) _____

Treten die Beeinträchtigungen regelmäßig (mindestens 1 x pro Woche) und dauerhaft (mindestens 6 Monate) auf?	Ja	Nein
Weglauftendenz (zufälliges oder gezieltes Verlassen der Einrichtung, ohne Absprache mit dem Pflegepersonal)	❏	❏
Verkennung/Fehleinschätzung gefährlicher Situationen (Höhen, Straßenverkehr, Hindernisse)	❏	❏
Unsachgemäßer Umgang mit • elektrischen Geräten, • Werkzeugen, Besteck, • Gas, Wasser, Strom, Feuer, Zigaretten, • Lebensmitteln	❏	❏
Selbstaggressivität (sich fallen lassen, sich schlagen, kratzen, beißen etc.)	❏	❏
verbale/tätliche **Aggressivität** • fremdaggressives Verhalten (Schlagen, Treten, Kratzen, Beißen, Kneifen, Bespucken, Stoßen, Werfen mit Gegenständen etc.) • aggressiv-störendes Verhalten (Schreien, Beschuldigen, Zerstören)	❏	❏
Eindringen in fremde Räume/Liegen in fremden Betten	❏	❏
Gestörtes Essverhalten (Vergessen von Essen und Trinken, fehlendes Sättigungsgefühl, unkontrollierte übermäßige Nahrungsaufnahme)	❏	❏
Gedächtnisstörungen (Ereignisse werden nicht im Gedächtnis behalten und/oder Erinnerungslücken mit Einfällen ausgefüllt/Konfabulieren)	❏	❏

Erfassungsbogen für Verhaltensauffälligkeiten

	Ja	Nein
Orientierungsstörungen (bezüglich Zeit, Ort, Situation, sich selbst)	❏	❏
Unfähigkeit, eigene körperliche und seelische Bedürfnisse (z. B. Hunger, Durst, Sättigungsgefühl, Stuhl- und Harndrang, Ermüdung, Schmerz) wahrzunehmen und zu äußern (verbal/körperlich)	❏	❏
Inadäquates An- und Ausziehen (Zerpflücken der Inkontinenzeinlagen)	❏	❏
Verstecken/Verlegen und/oder Sammeln von Gegenständen aus fremden Zimmern	❏	❏
Kotschmieren/-essen	❏	❏
Urinieren/Einkoten in die Wohnräume (Nicht als Folge von Inkontinenz)	❏	❏
auffälliges sexuelles Verhalten (z. B. verbale/tätliche sexuelle Belästigung, öffentliches Masturbieren)	❏	❏
Anhaltendes Schreien	❏	❏
Unselbstständigkeit Hilflosigkeit, Abhängigkeit von anderen Menschen	❏	❏
Unfähigkeit zur Tagesstrukturierung (Planung und sinnvolle Beschäftigung)	❏	❏
Abnormer und zielloser Betätigungs- und Bewegungsdrang	❏	❏
Psychomotorische Unruhe	❏	❏
Agnosie (Gegenstände werden nicht erkannt, trotz intakter sensorischer Fähigkeiten)	❏	❏
Apraxie (Aktivitäten können nicht zielgerichtet ausgeübt werden, trotz Verständnis und intakter Motorik)	❏	❏
Angst	❏	❏
Wahn und wahnhafte Störungen (Fehlbeurteilung der Realität, an die mit subjektiver Gewissheit festgehalten wird, z. B. als Bestehlungs-, Verfolgungs-, Vergiftungswahn)	❏	❏
Halluzinationen/Wahrnehmungsstörungen – Verhalten durch Dinge/Wahrnehmungen beeinflusst, die andere nicht wahrnehmen können (z. B. schimpft oder redet mit Nichtanwesenden; riecht Gift im Essen etc.) – Missdeutet Gegenstände/Geräusche: Mantel wird als fremde Person fehlinterpretiert, – hält etwas gegenständlich Vorhandenes für etwas anderes; hält z. B. die Pflegestation für ein Wirtshaus etc.	❏	❏

▶▶

	Ja	Nein
Depression (ist die meiste Zeit niedergeschlagen, verzagt, hilflos, interessenlos, hoffnungslos, ratlos, weint)	❏	❏
Sun-downing abendlich/nächtlich auftretende starke Unruhe und Verwirrtheit verbunden mit Zunahme störender Verhaltensweisen	❏	❏
Umkehr bzw. Aufhebung des Tag-/Nachtrhythmus	❏	❏
Unphysiologisch lange Wachphasen (in 24 Stunden weniger als 5 Stunden Schlaf) wechseln mit Phasen der völligen Erschöpfung)	❏	❏

Ausgefüllt durch Pflegefachkraft: _____   Datum: _____

Erfassungsbogen für Verhaltensauffälligkeiten – Observation Scale for Geratric Patients (NOSGER)

	immer	meistens	oft	hin und wieder	nie
1. Kann sich ohne Hilfe rasieren/schminken, Haare kämmen					
2. Verfolgt bestimmte Sendungen im Radio oder Fernsehen					
3. Sagt, er/sie sei traurig					
4. Ist unruhig in der Nacht					
5. Nimmt Anteil an den Vorgängen in seinem/ihrem Zimmer					
6. Bemüht sich um Ordnung in seinem/ihrem Zimmer					
7. Kann den Stuhlgang kontrollieren					
8. Setzt eine Unterhaltung richtig fort, wenn diese unterbrochen wurde					
9. Kann kleine Besorgungen (Zeitungen, Esswaren) selber machen					
10. Sagt, er/sie fühle sich wertlos					
11. Pflegt ein Hobby					
12. Wiederholt im Gespräch immer wieder den gleichen Punkt					
13. Wirkt traurig oder weinerlich					
14. Wirkt sauber und ordentlich					
15. Läuft davon					
16. Kann sich an Namen von engen Freunden erinnern					
17. Hilft anderen, soweit körperlich dazu imstande					
18. Verlässt das Haus in ungeeigneter Kleidung					
19. Kann sich in der gewohnten Umgebung orientieren					
20. Ist reizbar und zänkisch, wenn man ihn/ihr etwas fragt					

	immer	meistens	oft	hin und wieder	nie
21. Nimmt Kontakt mit Personen in der Umgebung auf					
22. Erinnert sich, wo Kleider und andere Dinge liegen					
23. Ist aggressiv (in Worten oder Taten)					
24. Kann die Blasenfunktion (Urin) kontrollieren					
25. Erscheint gut gelaunt					
26. Hält den Kontakt mit Freunden oder Angehörigen aufrecht					
27. Verwechselt Personen					
28. Freut sich auf gewisse Ereignisse					
29. Wirkt im Kontakt mit Angehörigen oder Freunden freundlich und positiv					
30. Ist eigensinnig: hält sich nicht an Anweisungen oder Regeln					

Bemerkungen:

Cohen-Mansfield-Agitation-Inventory (CMAI)

Cohen-Mansfield et al., 1989; übersetzt und modifiziert nach Fischer (1998)

Patient: _____ ❏ w ❏ m   geb: _____

Datum: _____   SCORE: _____

Name des Beurteilers: _____

Name des Pflegenden: _____

Beurteilungszeitraum: die letzten _____ Wochen (üblicherweise 2 Wochen)

1 = nie   3 = 1 x od. 2 x pro Woche   5 = 1 x od. 2 x pro Tag
2 = unter 1 x pro Woche   4 = mehrmals pro Woche   6 = mehrmals pro Tag
7 = mehrmals pro Stunde

0. Drohgebärden	1 2 3 4 5 6 7
1. Schlagen (auch sich selbst)	1 2 3 4 5 6 7
2. Treten	1 2 3 4 5 6 7
3. Andere anfassen	1 2 3 4 5 6 7
4. Stoßen	1 2 3 4 5 6 7
5. Sachen werfen	1 2 3 4 5 6 7
6. Beißen	1 2 3 4 5 6 7
7. Kratzen	1 2 3 4 5 6 7
8. Spucken	1 2 3 4 5 6 7
9. Sich oder andere verletzen	1 2 3 4 5 6 7
10. Sachen zerreißen, Eigentum zerstören	1 2 3 4 5 6 7
11. Körperliche sexuelle Anzüglichkeiten	1 2 3 4 5 6 7
12. Zielloses Herumwandern	1 2 3 4 5 6 7
13. grundloses Anziehen oder Entkleiden	1 2 3 4 5 6 7
14. Weglaufen	1 2 3 4 5 6 7
15. Absichtlich fallen lassen	1 2 3 4 5 6 7
16. Trinken/essen von nicht Trink-/Essbarem	1 2 3 4 5 6 7
17. Dinge inadäquat verwenden	1 2 3 4 5 6 7
18. Dinge verstecken	1 2 3 4 5 6 7
19. Dinge horten	1 2 3 4 5 6 7
20. Ständig wiederholte Bewegungsmuster	1 2 3 4 5 6 7

▶▶

21. Allgemeine Rastlosigkeit		1 2 3 4 5 6 7
22. Kreischen		1 2 3 4 5 6 7
23. Verbale sexuelle Anzüglichkeiten		1 2 3 4 5 6 7
24. Fluchen oder verbale Aggressionen		1 2 3 4 5 6 7
25. Wiederholte Fragen oder Sätze		1 2 3 4 5 6 7
26. Seltsames Lachen oder Schreien		1 2 3 4 5 6 7
27. Klagen, Reklamieren		1 2 3 4 5 6 7
28. Negativismen (Verweigerung)		1 2 3 4 5 6 7
29. Ständiges Einfordern von Aufmerksamkeit		1 2 3 4 5 6 7

Bemerkungen:

10. Protokoll der Klausurtagung vom 26. Juni 2002

Anwesend: Projektmitglieder

In unserem Haus ist der Umgang mit demenziell Erkrankten bisher mit einem integrativen Betreuungsansatz versucht worden. Unter den derzeitigen Gegebenheiten ist aber eine optimale Betreuung gerade dieses Personenkreises nicht möglich. Es wird ebenfalls immer deutlicher, dass die Zahl der dementen Bewohner ständig steigt. Zurzeit haben wir einen Anteil von über 50 %. Die Gruppe der dementen Bewohner benötigt eine spezielle Betreuung und Versorgung, es müssen andere Schwerpunkte gesetzt werden. Wir haben erkannt, dass eine integrative Betreuung der Bewohner sowie die Schaffung einer Tagesbetreuung von höchstens acht Bewohnern nicht ausreicht, um die Bedürfnisse aller Bewohner zu berücksichtigen. Daher planen wir, den II. Wohnbereich speziell für demenziell veränderte Bewohner umzugestalten. Die Vorgehensweise zur Umsetzung unseres Vorhabens soll in der Klausurtagung besprochen werden:

1. **Zieldefinition**
   - Welche Bereiche werden wie betroffen?
   - Welche Veränderungen stehen an?
2. **Beteiligtenanalyse**
   - Fähigkeiten, Fertigkeiten, Ressourcen
3. **Umsetzung/Evaluation**
4. **Veröffentlichung/Transfer**

Anhang

1. Zieldefinition
Verbesserung der bedürfnisorientierten Pflege und Betreuung von gerontopsychiatrisch veränderten Bewohner

Bedacht werden muss:

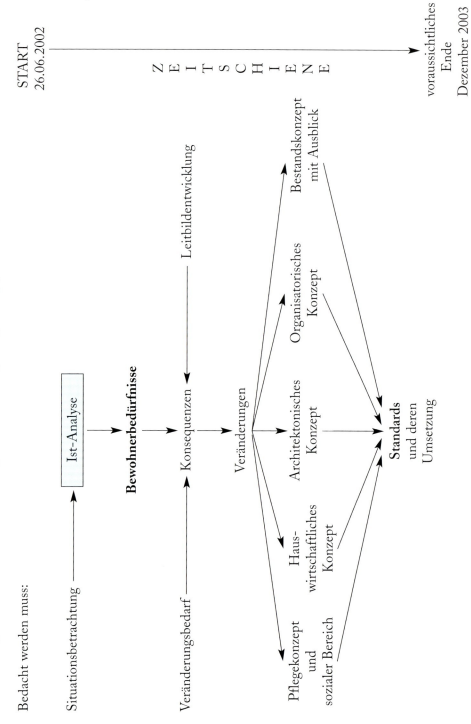

2. Beteiligtenanalyse

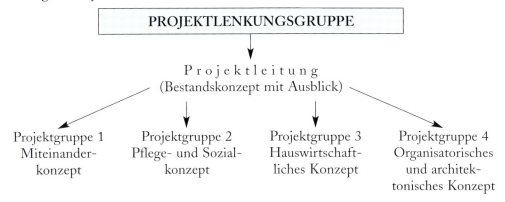

3. Umsetzungsanalyse – Ziel

3.1 Pflegekonzept und Sozialkonzept (AG 2)

- 10 Minuten Aktivierung
- Validation
- Gedächtnistraining
- Biografiearbeit
- Standards

3.2 Hauswirtschaftliches Konzept (AG 3)

- Reinigung
- Küche
- Wäscherei

3.3 Miteinander Konzept (AG 1)

3.3.1 Angehörigenarbeit
- MA-Verständnis
- Integration
- Angehörigenschulung

3.3.2 Externe Beteiligung
- Ehrenamtliche
- Pflegekasse/MDK und Heimaufsicht
- Ärzte
- Therapeuten
- Nachbarn

3.3.3 Interne Beteiligung
- Mitarbeiter
- Heimbewohner
- Fremdleister
- Leitung/Verwaltung

3.4 Organisatorisches Konzept (AG 4)

- MA-Schulung
- Angehörigenschulung
- Supervision
- Finanzplanung
- Personalplanung

3.5 Architektonisches Konzept (AG 4)

3.6 Bestandskonzept mit Ausblick

3.6.1 Leitbildentwicklung
3.6.2 Ist-Analyse
3.6.3 Gesellschaftliche Rahmenbedingungen
- Gesetze
- LQV
- SGB XI, § 80

4. Zeitschiene

Unsere nächste Zusammenkunft findet am 30. September 2002, um 14.00 Uhr statt. Folgende Herangehensweise für die einzelnen Projektgruppen wird empfohlen:
- Themen vervollständigen
- Themen unter heutigen Aspekt beleuchten (Ist-Analyse)
- Bedürfnisorientierung zum jeweiligen Thema
- Gibt es Differenzen zwischen Ist-Analyse und Bedürfnisse
- Wenn nein – gut, Wenn ja – welche Maßnahmen empfiehlt die Projektgruppe
- Vorstellungen der Maßnahmen und Einarbeitung in Konzeptentwurf,
  Ideen der Umsetzung
  Erstellung von Hilfen für Ablauf, z. B. Checkliste

Anhang

11. Gerontopsychiatrische Anamnese – AEDL nach Monika Krohwinkel

Somatische Einschränkung	dementiell bedingte Krankheitszeichen		Krankheitszeichen, die auf Depression, Angst … hinweisen		Wechsel-wirkung
1. Kommunizieren					
Sehen:	Erzählen der gleichen Geschichte:	☐	nörglerisch	☐	
Hören:	Faden im Gespräch verlieren:		verlangsamte Sprache	☐	
Riechen:	Gespräch nicht folgen können:		Denkstörungen:	☐	
Tasten:	Vergesslichkeit abstreiten:		Hypochondrie	☐	
Schmecken:	Neues nicht aufnehmen können:		akustische Halluzination:	☐	
Mimik:	Wortfindungsstörungen:		optische Halluzination:	☐	
Gestik:	vereinfachte Sprache:		Ablehnung, Aggression:	☐	
	holprige Sätze:		Gefühle werden nicht zugegeben, wie:		
Sprache:	Bedeutung von Worten nicht wissen:	☐			
	Bedeutung von Worten nicht erkennen:	☐			
Umgangssprache:	Wortschatz wird kleiner:		weinen/lachen:	☐	
	Gespräche ohne situativen und zeitl. Bezug:		nicht mehr sprechen/antworten:	☐	
	kein Gespräch mehr möglich:		Antriebsschwäche:	☐	
	Sprechen verlernt:		Ängste:	☐	
	monotones Rufen:			☐	
	schreien:				
Ressourcen:					
Hilfsmittel:			**Zeitaufwand**		
Hilfebedarf:					

Gerontopsychiatrische Anamnese – AEDL nach Monika Krohwinkel

Somatische Einschränkung		dementiell bedingte Krankheitszeichen		Krankheitszeichen, die auf Depression, Angst … hinweisen	Wechselwirkung
2. Sich bewegen					
Akinese:	☐	Gangbild/Körperhaltung:		Gangbild/Körperhaltung:	
Tremor:	☐	rastloses auf und ab gehen:	☐	Abwehrverhalten:	☐
Paresen:	☐	nicht Stillsitzen können:	☐	Immobilität:	☐
Plegien:	☐	gestörte motorische Aktivität (Apraxie):	☐	Antriebsarmut	☐
Anfallsleiden:	☐	ungesteuerte/schwer lenkbare Bewegungen:	☐		
Fehlstellg. d. Extremit.	☐	einschießende unkontrollierte Bewegungen:	☐		
Oedeme:	☐	Sturzgefahr durch:		Sturzgefahr durch:	☐
Risikoerkennung zu:		Immobilität durch:			
Dekubitus:	☐	fehlende Orientierung (Gefahr d. unbeabsichtigten Weglaufens):	☐		
Kontraktur:	☐	laufen vor Hindernissen	☐		
Kachektisch:	☐	Bewegungsdrang:	☐		
Addipös:	☐	Autostimmulation (wie):	☐		
Ressourcen:					
Hilfsmittel:				**Zeitaufwand**	
Hilfebedarf:					
3. Vitale Funktionen					
BZ-Schwankungen:	☐	Temperaturempfinden:		Medikamentenverweigerung:	☐
RR-Schwankungen:	☐	Atmung (z. B. zu flach, Hyperventilation)		Medikamente sammeln, horten	☐
Temperatur:	☐			möchten Körper nicht erleben:	
Anfallsleiden:	☐	Reizempfinden:	☐		
Sturzgefahr bei:		Körpergrenzen empfinden	☐		
Gleichgewichtsstör.:	☐	Bewusstsein:	☐		
Ressourcen:					
Hilfsmittel:				**Zeitaufwand**	
Hilfebedarf:					

Anhang

Somatische Einschränkung	dementiell bedingte Krankheitszeichen	Krankheitszeichen, die auf Depression, Angst … hinweisen	Wechsel-wirkung
4. Sich pflegen			
Schmerzen:	Abfolge der Pflege nicht mehr ziel/zweckorientiert	☐ Dermatozoenwahn:	
	weiß sich nicht mehr zu waschen:	☐ Waschzwang: ☐ Verweigerung:	☐
Hautbeschaffenheit:	weiß nicht Zahnpflege durchzuführen:	☐ Waschverhalten:	☐
	weiß nicht Hautpflege durchzuführen:	☐ Hautbeschaffenheit:	☐
Rituale:	Waschverhalten:	☐ Fehlhandlungen:	☐
	Fehlhandlungen:	☐ fehlendes Selbstwertgefühl:	☐
Ressourcen:			
Hilfsmittel:		**Zeitaufwand**	
Hilfebedarf:			
5. Essen und Trinken			
Schluckstörung:	übersteigerte Nahrungsaufnahme:	☐ Appetitlosigkeit:	☐
	Nahrungsverweigerung:	☐ Fühlen sich hilflos:	☐
Aspirationsgefahr:	☐ Nahrungsmittel hamstern:	☐ Klagen über das Essen:	☐
Kostform:	☐ kann nicht mehr kauen/schlucken:	☐ Ablehnen von Nahrung:	☐
Nahrungsergänzung:	☐	☐ Ablehnen von Getränken:	☐
Essgewohnheiten:	Passform Prothese:	☐ Geschmackshalluzination:	☐
	Fehlhandlungen/welche?:	☐ Vergiftungswahn:	☐
Trinkgewohnheiten:			
Ressourcen:			
Hilfsmittel:		**Zeitaufwand**	
Hilfebedarf:			

Gerontopsychiatrische Anamnese – AEDL nach Monika Krohwinkel

Somatische Einschränkung	dementiell bedingte Krankheitszeichen	Krankheitszeichen, die auf Depression, Angst … hinweisen	Wechselwirkung
6. Ausscheiden			
Obstipation:	☐ findet Toilette nicht:	☐ Schamgefühl:	
Diahrroe:	☐ Weg zu weit:	☐ Inkontinenz ein Tabuthema:	
unregelm. Stuhlgang:	☐ spürt beständ. Drang:	☐ verstecken verschmutzter Vorlagen:	
Art der Inkontinenz:	☐ Kommt mit Kleidung nicht zurecht:	☐ verstecken verschmutzter Unterwäsche:	
Katheter:	☐ Fehlhandlungen wie Kotschmieren:	☐ Erlebt Toilettengang als Zwang:	
Anus preater:	☐ verstecken verschmutzter Vorlagen:		
Gewohnheiten:	☐ verstecken verschmutzter Unterwäsche:		
	☐ Schamgefühl		
	☐ ist enthemmt:		
	☐ unkoordiniertes Ausscheiden:		
Ressourcen:			
Hilfsmittel:		**Zeitaufwand**	
Hilfebedarf:			
7. Sich Kleiden			
Beweglichkeit d. Gelenke:	☐ Falsch herum angezogene Kleidung:	☐ Vernachlässigung im Kleiden durch:	
	☐ Abfolge der Kleidung nicht mehr ziel/zweckorientiert		
	☐ Nicht zur Jahreszeit passende Kleidung:	☐ stimmungsbetontes Kleiden (z. B. sehr dunkle Keidung)	
	☐ Häufiges An- und Auskleiden:	☐ Ablehnen von Hilfe:	
	☐ Kleidung von Mitbewohner:		
Bekleidungsrituale:	☐ Schuhe offen:		
	☐ nicht zusammenpassende Schuhe:		
Wünsche:	☐ zerreißen/zerschneiden von Kleidung:		
Ressourcen:			
Hilfsmittel:		**Zeitaufwand**	
Hilfebedarf:			

8. Ruhen und Schlafen

Somatische Einschränkung	dementiell bedingte Krankheitszeichen	Krankheitszeichen, die auf Depression, Angst ... hinweisen	Wechsel-wirkung
Einschlafrituale:	Schlafstörungen durch: ☐		
Entspannen durch:	nächtliches Herumirren:	☐ Klagen über Müdigkeit:	
Beruhigen durch:	beständiges Aufstehen:	☐ Unzufriedenheit über:	
Teeangebote: ☐	Stimmungen, Ängste, Sorgen, welcher Art:	☐ dunkle Gedanken:	
Milch mit Honig: ☐	Tag-Nacht-Umkehr	☐ Wahnvorstellungen:	
Aktivieren durch:	niedriges/hohes Schlafbedürfnis:	☐ Suizidgefahr in d. Nacht:	
»Gut i. d. Nacht kommen«:	Wahnvorstellungen: ☐		
	nicht einschlafen können: ☐		
Schlafposition:	nicht durchschlafen können: ☐		
	Orientierungsstörungen: ☐		
Schlafstörungen durch:	Fehlhandlungen: ☐		
	Schlafen/Dämmern: ☐		
Medikamente:	Ruhebedürfnis tagsüber: ☐		
Ressourcen:			
Hilfsmittel:		**Zeitaufwand**	
Hilfebedarf:			

Gerontopsychiatrische Anamnese – AEDL nach Monika Krohwinkel

Somatische Einschränkung	dementiell bedingte Krankheitszeichen		Krankheitszeichen, die auf Depression, Angst … hinweisen		Wechselwirkung
9. Sich beschäftigen					
körperl. Einschränkungen:	mangelndes Konzentrationsvermögen:	☐	fehlender Antrieb:	☐	
	sameln,verrücken,verstecken von Gegenständen:	☐	Interessenverlust:	☐	
durch:	Ruhelosigkeit:	☐	Verlangsamung des Gesamtablaufes:	☐	
	Stimmungsschwankungen:	☐	mit eigenen Körperteilen beschäftigt sein:	☐	
	Wahrnehmungsstörung:	☐	Verrücken von Gegenständen:	☐	
	fehlendes situatives Anpassen:	☐	Zerstören v. Gegenständen:	☐	
Wünsche:	Tag-/Nacht-Umkehr:	☐	fehlendes Selbstwertgefühl:	☐	
	Kramen/Räumen:	☐	Fehlhandlungen:	☐	
	Rufen:	☐		☐	
Alltagsgestaltung: ☐	Selbststimmulation:	☐	keinen Sinn sehen:	☐	
Ressourcen:					
Hilfsmittel:			**Zeitaufwand**		
Hilfebedarf:					
10. Sich als Mann/Frau fühlen					
Funktionsstörungen wie:	völlige Aufgabe des Schamgefühles:	☐	fehlerhafte Selbsteinschätzung:	☐	
	extremes Schamgefühl:	☐	Wahnvorstellungen:	☐	
	geschlechtliche Betätigung/Selbststimmulation:	☐			
	Angst vor dem anderen Geschlecht:	☐	Tabu für Sexualität/Zärtlichkeit:	☐	
	Belästigung anderer Bewohner:	☐	Unzureichende Steuerung v. Gefühlen:	☐	
	Unzureichende Steuerung v. Gefühlen:	☐			
	verstärktes sexuelles Bedürfnis:	☐			
Ressourcen:					
Hilfsmittel:			**Zeitaufwand**		
Hilfebedarf:					

Anhang

Somatische Einschränkung	dementiell bedingte Krankheitszeichen		Krankheitszeichen, die auf Depression, Angst ... hinweisen		Wechsel-wirkung
11. Für sichere Umgebung sorgen					
Funktionsstörungen wie:	Einschränkung/Fehlen der Orientierung:		fehlerhafter Umgang mit Kritik:	☐	☐
	persönlich:		Gewalt gegen sich selbst: ☐ gegen andere:	☐	☐
Einricht. einer Betreuung: ☐	situativ:		Störung der Merkfähigkeit:	☐	☐
(s. Stammblatt)	zeitlich:		Orientierungsschwäche:	☐	☐
Vorsorgevollmacht: ☐	räumlich:		Ablehnen von Personen:	☐	☐
	Nichterkennen von Gefahren:		suizidale Absichten:	☐	☐
	Selbst-/Fremdgefährdung:		Urteilungsschwäche:	☐	☐
Ressourcen:					
Hilfsmittel:			**Zeitaufwand**		
Hilfebedarf:					
12. Soziale Bereiche des Lebens sichern					
Funktionsstörungen wie:	Beziehungsstörungen:		Trübsinn:	☐	☐
	zieht sich zurück:		Interessenverlust:	☐	☐
	meidet mit anderen Kontakt:		Beeinträchtigungswahn:	☐	☐
	läuft weg:		Bestehlungswahn/Verfolgungswahn:	☐	☐
	Verlust von:		unterwürfiges Verhalten:	☐	☐
	Verhaltensregeln:		Perfektionismus und Starrheit:	☐	☐
	sozialen Fertigkeiten:		Tyrannisierung der Umgebung:	☐	☐
Vertrauenspersonen:	Verantwortungsfähigkeiten:		Angst, weil:	☐	☐
	Nichterkennen der:		Mangel an Selbstakzeptanz:		
	☐ eigenen Person				
	☐ bekannter Person				
	☐ neuer Person				
	☐ des Wohnbereiches				
	ist nirgendwo zu Hause:				
	ist immer auf der Suche:				
Ressourcen:					
Hilfsmittel:			**Zeitaufwand**		
Hilfebedarf:					

Gerontopsychiatrische Anamnese – AEDL nach Monika Krohwinkel

Somatische Einschränkung	dementiell bedingte Krankheitszeichen	Krankheitszeichen, die auf Depression, Angst … hinweisen	Wechsel-wirkung
13. Mit existentiellen Erfahrungen des Lebens umgehen			
Herzklopfen:	☐ Existenzgefährdende Erfahrungen:	☐ Selbsteinschätzung:	☐
Atemnot:	☐ Sorgen	☐ niedrig	☐
Schwitzen:	☐ Angst	☐ zu hohe	☐
Muskelschwäche:	☐ Aggressionen	☐ ungeklärte/unangenehme Angelegenheiten:	☐
Zittern:	☐ traumatische Erlebnisse	☐ Störung der Persönlichkeit, wie:	☐
Schwindelgefühl:	☐ somatische Symptome	☐ Sinn des Lebens scheint verloren:	☐
Krämpfe:	☐ Ungewißheit	☐ Panikstörungen:	☐
	Existenzfördernde Erfahrungen:	☐ Selbstgefährdung:	☐
		☐ Fremdgefährdung:	☐
Wichtig:		☐ Nicht umgehen können mit:	
biograph. Erfahrungen		☐ Verlust von Unabhängigkeit -	
(fördernde/gefährdende)		☐ Verzweiflung -	
		☐ Hoffnungslosigkeit -	
religiöse Bedürfnisse:		☐ Ängsten -	
		Fehlen der Ich-Bedürfnisse:	
		Phantasien über Sterben und Tod:	
		Suchen nach Möglichkeiten, Lebensende zu beschleunigen:	
Ressourcen:		**Zeitaufwand**	
Hilfsmittel:			
Hilfebedarf:			

Datum/Unterschrift, Bezugspflegekraft

12. Leistungsnachweise

Name: Krankenkasse: Pflegestufe: Monat: Jahr:

Frühdienst		Häufigkeit	V/T/B/ A/U	1	2	3	4	5	6	7	8	9	10	11	12	13	14	15	16	17	18	19	20	21	22	23	24	25	26	27	28	29	30	31
1. Kommunizieren	Gedächtnistraining																																		
	Gesprächskreis																																		
	Validation																																		
	Biographiearbeit																																		
	Realitätsorientierung																																		
	Hörgerät																																		
	Brille																																		
2. Sich bewegen	Begleitung zur Toilette																																		
	Begleitung zum Essen																																		
	Transfer																																		
	Intervention bei Rast- und Ruhelosigkeit																																		
	Intervention bei Abwehr																																		
	Intervention bei Antriebsarmut																																		
	Hilfsmittelnutzung																																		
	Kontrakturenprophylaxe																																		
	Spaziergänge																																		
	Laufübungen 2. Pflegekraft																																		

Leistungsnachweise

Name: **Krankenkasse:** **Pflegestufe:** **Monat:** **Jahr:**

Früh-dienst		Häufig-keit	V/T/B/ A/U	1	2	3	4	5	6	7	8	9	10	11	12	13	14	15	16	17	18	19	20	21	22	23	24	25	26	27	28	29	30	31
3. Vitale Funktionen aufrechterhalten	Pneumonieprophylaxe																																		
	Atemübungen																																		
	Medikamente verabreichen																																		
	Dekubitusprophylaxe																																		
	Thromboseprophylaxe																																		
4. Körperpflege	Ganzwaschung Bett																																		
	Ganzwaschung Waschbecken																																		
	Teilwäsche Oberkörper																																		
	Teilwäsche Unterkörper																																		
	Händewaschen																																		
	Duschen																																		
	Baden																																		
	Mundpflege																																		
	Prothesenpflege																																		
	Nagelpflege																																		
	Rasur																																		
	Kämmen																																		
	Haare waschen																																		
	Hautpflege																																		
	Intervention bei Verweigerung																																		
	Intervention bei Fehlhandlungen																																		
	Erhöhter Zeitaufwand 2. Pflegekraft																																		

Anhang

Name: **Krankenkasse:**   **Pflegestufe:**   **Monat:**   **Jahr:**

Früh-dienst		Häufig-keit	V/T/B/ A/U	1	2	3	4	5	6	7	8	9	10	11	12	13	14	15	16	17	18	19	20	21	22	23	24	25	26	27	28	29	30	31
5. Essen und Trinken	Lebensmitteleinkäufe																																		
	Zubereiten der Speisen																																		
	Eindecken der Tische																																		
	Kochen/Backen																																		
	Abwaschen																																		
	Intervention bei Fehlhandlung																																		
	Überwachen der Flüssigkeitsaufnahme																																		
	Intervention bei Verweigerung																																		
	Erhöhter Zeitaufwand																																		
	Nahrungsaufnahme																																		
6. Ausscheiden	Toilettentraining																																		
	Toilettengang																																		
	Inkontinenzmaterial wechseln																																		
	Intimpflege																																		
	Intervention bei Fehlhandlungen																																		
	Richten der Kleidung																																		
	Anleiten bei fehlender örtlicher Orientierung																																		
	S = Stuhlg., O = Obstipation, D = Durchfall, E = Erbrechen																																		

Leistungsnachweise

Name: **Krankenkasse:** **Pflegestufe:** **Monat:** **Jahr:**

Früh-dienst	Häufig-keit	V/T/B/ A/U	1	2	3	4	5	6	7	8	9	10	11	12	13	14	15	16	17	18	19	20	21	22	23	24	25	26	27	28	29	30	31
7. Kleiden																																		
Kleidungsauswahl																																		
Unterstützung beim Ankleiden																																		
Unterstützung beim Auskleiden																																		
Intervention bei Verweigerung																																		
Intervention bei Fehlhandlungen																																		
Zulassen von Fehlhandlungen																																		
Für Sicherheit sorgen (Gürtel, Senkel …)																																		
Selbstwahrnehmung fördern																																		
Erhöhter Zeitaufwand																																		
8. Ruhen und Schlafen																																		
Schlafrituale durchführen																																		
Betreuung b. Tag/Nachtumkehr																																		
Hilfe bei Orientierungsstörungen																																		
Fixierung durch Medikamente lt. Anordnung																																		
Fixierung d. Hilfsmittel lt. Anordnung																																		
Bett richten																																		
Bett beziehen																																		
Lagerung nach Plan																																		
Erhöhter Zeitaufwand																																		
Lagerung nach Plan																																		

Anhang

Name:			Krankenkasse:						Pflegestufe:								Monat:									Jahr:					
Früh-dienst	Häufig-keit	V/T/B/A/U	1	2	3	4	5	6	7	8	9	10	11	12	13	14	15	16	17	18	19	20	21	22	23	24	25	26	27	28	29	30	31
Auf Stimmungsschwankungen eingehen durch:																																	
Snoezelen																																	
Basale Stimmulation																																	
10-min-Aktivierung																																	
Spaziergänge																																	
Einkäufe																																	
Individuelle Beschäftigung																																	
Orientierungshilfen in Form von:																																	
Gymnastik + Sitztanz																																	
Gottesdienstbesuche																																	
Ausflüge																																	
Handarbeiten																																	
Gedächtnisspiele																																	
Gemüse putzen																																	
Staub putzen																																	
Bügeln																																	
Musiktherapie																																	
Gesellschaftsspiele																																	
Intervention bei Fehlhandlungen																																	
Angehörigenarbeit																																	

9. Sich beschäftigen

Leistungsnachweise

Name: _____ Krankenkasse: _____ Pflegestufe: _____ Monat: _____ Jahr: _____

Früh-dienst	Häufig-keit	V/T/B/A/U	1	2	3	4	5	6	7	8	9	10	11	12	13	14	15	16	17	18	19	20	21	22	23	24	25	26	27	28	29	30	31
10. Sichere Umgebung																																		
Begleiten zum Arzt																																		
Begleiten zur Therapie																																		
Bewohner suchen im Haus																																		
Bewohner suchen außer Haus																																		
Intervention bei Gewalttätigkeit																																		
Intervention bei Suizidabsichten																																		
Aufnahme von Unfällen																																		
Fixierung lt. Anordnung																																		
11. Existentielle Erfahrungen																																		
Biographiearbeit																																		
Krisenintervention																																		
Trauerbegleitung																																		
Individuelle Gespräche																																		
Hilfe beim Abschiednehmen																																		
Angehörigenarbeit																																		
Stimmungsschwankungen																																		

Anhang

Name: **Krankenkasse:** **Pflegestufe:** **Monat:** **Jahr:**

Spät-dienst		Häufig-keit	V/T/B/ A/U	1	2	3	4	5	6	7	8	9	10	11	12	13	14	15	16	17	18	19	20	21	22	23	24	25	26	27	28	29	30	31
1. Kommu-nizieren	Gesprächsrunde																																		
	Validation																																		
	Zuwend. b. Stimmungsschwankungen																																		
2. Sich bewegen	Begleitung zur Toilette																																		
	Intervention bei Ruhelosigkeit																																		
	Transfer																																		
	Intervention bei Abwehr																																		
	Hilfsmittelnutzung 2. Pflegekraft																																		
3. Vitale Funktionen aufrechterhalten	Pneumonieprophylaxe																																		
	Medikamente verabreichen																																		
	Dekubitusprophylaxe																																		
	Thromboseprophylaxe																																		

Name: Krankenkasse: Pflegestufe: Monat: Jahr:

Leistungsnachweise

Spät-dienst		Häufig-keit	V/T/B/ A/U	1	2	3	4	5	6	7	8	9	10	11	12	13	14	15	16	17	18	19	20	21	22	23	24	25	26	27	28	29	30	31
4. Körperpflege	Ganzwaschung Bett																																		
	Ganzwaschung Waschbecken																																		
	Teilwäsche Oberkörper																																		
	Teilwäsche Unterkörper																																		
	Händewaschen																																		
	Hautpflege																																		
	Intervention bei Verweigerung																																		
	Intervention bei Fehlhandlungen																																		
	Erhöhter Zeitaufwand 2. Pflegekraft																																		
5. Essen und Trinken	Zubereiten der Speisen																																		
	Nahrungsaufnahme																																		
	Überwachen der Flüssigkeitsaufnahme																																		
	Intervention bei Verweigerung																																		
	erhöhter Zeitaufwand																																		

143

Anhang

Name:			Krankenkasse:							Pflegestufe:											Monat:										Jahr:			
Spät-dienst		Häufig-keit	V/T/B/ A/U	1	2	3	4	5	6	7	8	9	10	11	12	13	14	15	16	17	18	19	20	21	22	23	24	25	26	27	28	2	9	30	31
6. Ausscheiden	Toilettentraining																																		
	Toilettengang																																		
	Inkontinenzmaterial wechseln																																		
	Intimpflege																																		
	Intervention bei Fehlhandlungen																																		
	Richten der Kleidung																																		
	Anleiten bei fehlender örtlicher Orientierung																																		
	S = Stuhlg., O = Obstipation, D = Durchfall, E = Erbrechen																																		
7. Kleiden	Kleiderwechsel ganz/teilweise																																		
	Intervention bei Fehlhandlungen																																		

Leistungsnachweise

Name: **Krankenkasse:** **Pflegestufe:** **Monat:** **Jahr:**

Spät-dienst	Häufig-keit	V/T/B/A/U	1	2	3	4	5	6	7	8	9	10	11	12	13	14	15	16	17	18	19	20	21	22	23	24	25	26	27	28	29	30	31
8. Ruhen und Schlafen																																		
Schlafrituale durchführen																																		
Betreuung bei Tag/Nachtumkehr																																		
Hilfe bei Orientierungsstörungen																																		
Fixierung durch Medikamente lt. Anordnung																																		
Fixierung durch Hilfsmittel lt. Anordnung																																		
Bett richten																																		
Bett beziehen																																		
Lagerung nach Plan																																		
Erhöhter Zeitaufwand																																		
9. Sich beschäftigen																																		
Auf Stimmungsschwankungen eingehen durch:																																		
Basale Stimmulation																																		
10-min-Aktivierung																																		
Angehörigenarbeit																																		
Individuelle Beschäftigung																																		

Anhang

Name: **Krankenkasse:**   **Pflegestufe:**   **Monat:**   **Jahr:**

Spät-dienst	Häufig-keit	V/T/B/ A/U	1	2	3	4	5	6	7	8	9	10	11	12	13	14	15	16	17	18	19	20	21	22	23	24	25	26	27	28	29	30	31
10. Sichere Umgebung																																		
Kontrollgänge																																		
Bewohner suchen im Haus																																		
Intervention bei Gewalttätigkeit																																		
Intervention bei Suizidabsichten																																		
Aufnahme von Unfällen																																		
Fixierung lt. Anordnung																																		
11. Existentielle Erfahrungen																																		
Individuelle Gespräche																																		
Krisenintervention																																		
Trauerbegleitung																																		
Hilfe beim Abschiednehmen																																		

Leistungsnachweise

Name: **Krankenkasse:** **Pflegestufe:** **Monat:** **Jahr:**

Nacht-dienst		Häufig-keit	V/T/B/ A/U	1	2	3	4	5	6	7	8	9	10	11	12	13	14	15	16	17	18	19	20	21	22	23	24	25	26	27	28	29	30	31
1. Kommunizieren	Gedächtnistraining																																		
	Gesprächskreis																																		
	Validation																																		
	Biographiearbeit																																		
	Realitätsorientierung																																		
	Hörgerät																																		
	Brille																																		
2. Sich bewegen	Begleitung zur Toilette																																		
	Begleitung zum Essen																																		
	Transfer																																		
	Intervention bei Rast- und Ruhelosigkeit																																		
	Intervention bei Abwehr																																		
	Intervention bei Antriebsarmut																																		
	Hilfsmittelnutzung																																		
	Kontrakturenprophylaxe																																		
	Spaziergänge																																		
	Laufübungen 2. Pflegekraft																																		

Anhang

Name: Krankenkasse: Pflegestufe: Monat: Jahr:

		Häufig-keit	V/T/B/ A/U	1	2	3	4	5	6	7	8	9	10	11	12	13	14	15	16	17	18	19	20	21	22	23	24	25	26	27	28	29	30	31
Nacht-dienst																																		
3. Vitale Funktionen aufrechterhalten	Pneumonieprophylaxe																																		
	Atemübungen																																		
	Medikamente verabreichen																																		
	Dekubitusprophylaxe																																		
	Thromboseprophylaxe																																		
4. Körperpflege	Ganzwaschung Bett																																		
	Ganzwaschung Waschbecken																																		
	Teilwäsche Oberkörper																																		
	Teilwäsche Unterkörper																																		
	Händewaschen																																		
	Duschen																																		
	Baden																																		
	Mundpflege																																		
	Prothesenpflege																																		
	Nagelpflege																																		
	Rasur																																		
	Kämmen																																		
	Haare waschen																																		
	Hautpflege																																		
	Intervention bei Verweigerung																																		
	Intervention bei Fehlhandlungen																																		
	Erhöhter Zeitaufwand 2. Pflegekraft																																		

Leistungsnachweise

Name: Krankenkasse: Pflegestufe: Monat: Jahr:

		Häufig-keit	V/T/B/ A/U	1	2	3	4	5	6	7	8	9	10	11	12	13	14	15	16	17	18	19	20	21	22	23	24	25	26	27	28	29	30	31
Nacht-dienst																																		
5. Essen und Trinken	Lebensmitteleinkäufe																																		
	Zubereiten der Speisen																																		
	Eindecken der Tische																																		
	Kochen/ Backen																																		
	Abwaschen																																		
	Intervention bei Fehlhandlung																																		
	Überwachen der Flüssigkeitsaufnahme																																		
	Intervention bei Verweigerung																																		
	Erhöhter Zeitaufwand																																		
	Nahrungsaufnahme																																		
	Spätmahlzeit																																		
6. Ausscheiden	Toilettentraining																																		
	Toilettengang																																		
	Inkontinenzmaterial wechseln																																		
	Intimpflege																																		
	Intervention bei Fehlhandlungen																																		
	Richten der Kleidung																																		
	Anleiten bei fehlender örtlicher Orientierung																																		
	S = Stuhlg., O = Obstipation, D = Durchfall, E = Erbrechen																																		

Anhang

Name: Krankenkasse: Pflegestufe: Monat: Jahr:

		Häufigkeit	V/T/B/ A/U	1	2	3	4	5	6	7	8	9	10	11	12	13	14	15	16	17	18	19	20	21	22	23	24	25	26	27	28	29	30	31
Nachtdienst																																		
7. Kleiden	Kleidungsauswahl																																		
	Unterstützung beim Ankleiden																																		
	Unterstützung beim Auskleiden																																		
	Intervention bei Verweigerung																																		
	Intervention bei Fehlhandlungen																																		
	Zulassen von Fehlhandlungen																																		
	Für Sicherheit sorgen (Gürtel, Senkel …)																																		
	Selbstwahrnehmung fördern																																		
	Erhöhter Zeitaufwand																																		
8. Ruhen und Schlafen	Schlafrituale durchführen																																		
	Betreuung b. Tag/Nachtumkehr																																		
	Hilfe bei Orientierungsstörungen																																		
	Fixierung durch Medikamente lt. Anordnung																																		
	Fixierung d. Hilfsmittel lt. Anordnung																																		
	Bett richten																																		
	Bett beziehen																																		
	Lagerung nach Plan																																		
	Erhöhter Zeitaufwand																																		
	Lagerung nach Plan																																		

Leistungsnachweise

Name: **Krankenkasse:** **Pflegestufe:** **Monat:** **Jahr:**

	Häufig-keit	V/T/B/ A/U	1	2	3	4	5	6	7	8	9	10	11	12	13	14	15	16	17	18	19	20	21	22	23	24	25	26	27	28	29	30	31
Nacht-dienst																																	
Auf Stimmungsschwankungen eingehen durch:																																	
Snoezelen																																	
Basale Stimmulation																																	
10-min-Aktivierung																																	
Spaziergänge																																	
Einkäufe																																	
Individuelle Beschäftigung																																	
Orientierungshilfen in Form von:																																	
Gymnastik + Sitztanz																																	
Gottesdienstbesuche																																	
Ausflüge																																	
Handarbeiten																																	
Gedächtnisspiele																																	
Gemüse putzen																																	
Staub putzen																																	
Bügeln																																	
Musiktherapie																																	
Gesellschaftsspiele																																	
Intervention bei Fehlhandlungen																																	
Angehörigenarbeit																																	

9. Sich beschäftigen

Anhang

Name: **Krankenkasse:**   **Pflegestufe:**   **Monat:**   **Jahr:**

Nacht-dienst		Häufig-keit	V/T/B/ A/U	1	2	3	4	5	6	7	8	9	10	11	12	13	14	15	16	17	18	19	20	21	22	23	24	25	26	27	28	9	30	31
10. Sichere Umgebung	Begleiten zum Arzt																																		
	Begleiten zur Therapie																																		
	Bewohner suchen im Haus																																		
	Bewohner suchen außer Haus																																		
	Intervention bei Gewalttätigkeit																																		
	Intervention bei Suizidabsichten																																		
	Aufnahme von Unfällen																																		
	Fixierung lt. Anordnung																																		
11. Existentielle Erfahrungen	Biographiearbeit																																		
	Krisenintervention																																		
	Trauerbegleitung																																		
	Individuelle Gespräche																																		
	Hilfe beim Abschiednehmen																																		
	Angehörigenarbeit																																		
	Stimmungsschwankungen																																		

Literatur

AWO Bezirksverband Oberbayern e.V.: Kooperation von Hauswirtschaft und Pflege, Bayerisches Staatsministerium für Arbeit und Sozialordnung, Familie, Frauen und Gesundheit.
Bosch, C. F. M.: Vertrautheit. Ullstein Medical, Wiesbaden 1998.
Bohle, H.: Abweichendes Verhalten. In: Eyferth u. a.: Handbuch zur Sozialarbeit/Sozialpädagogik. Neuwied 1987.
Brucker, U. u. a.: Einstufung von Personen mit eingeschränkter Alltagskompetenz. unveröff. 2000.
Buber, M.: Ich und Du. Reclam Verlag, Stuttgart 1999.
Bundesministerium für Gesundheit und Kuratorium Deutsche Altershilfe: Modellprojekte – Hausgemeinschaften – Die 4. Generation des Altenpflegeheimbaus, Bonn, Köln 2000.
Bundesministerium für Gesundheit und Kuratorium Deutsche Altershilfe: BMG Modellprojekte – Band 7, Bonn, Köln 2000.
Bundesministerium für Gesundheit und Kuratorium Deutsche Altershilfe: Möglichkeiten und Grenzen selbständigen Leben und Arbeitens in stationären Einrichtungen. Kohlhammer, Köln 1999.
Bundesministerium für Familie, Senioren, Frauen und Jugend: Vierter Bericht zur Lage der älteren Generation in der Bundesrepublik Deutschland. Berlin 2002.
Caritas-Trägergesellschaft St. Mauritius gGmbH (ctm): Leitbildgedanken und Pflegekonzeptansätze für Bewohner von Altenpflegeheimeinrichtungen der ctm mit gerontopsychiatrischen Verhaltensauffälligkeiten, unveröffentlicht, Magdeburg 2002.
Caritasverband für das Bistum Magdeburg e.V.: Altenpflege im Dialog – ein Werkheft. Schlütersche Verlagsgesellschaft, Hannover 2003.
Caritasverband für die Diözese Münster e.V.: Die Entwicklung eines Betreuungskonzeptes für dementiell erkrankte Bewohner, Münster 2002.
De Gruyter: Pschyrembel – Klinisches Wörterbuch 258. Auflage.
Deutsche Alzheimergesellschaft e.V.: Stationäre Versorgung von Alzheimer-Patienten. Schriftreihe 3, Berlin 2001.
Deutsche Alzheimergesellschaft e.V.: Technische Hilfen für Demenzkranke. Schriftreihe 4, Berlin 2002.
Deutsche Alzheimergesellschaft e.V.: Fortschritte und Defizite im Problemfeld Demenz. Tagungsreihe, Berlin 2000.
Deutsche Alzheimergesellschaft e.V.: Brücken in die Zukunft. Tagungsreihe, Band 2, Berlin 2001.
Deutsche Alzheimergesellschaft e.V.: Gemeinsam handeln. Tagungsreihe, Band 4, Berlin 2003.
Deutscher Caritasverband e.V.: Die ethische Verantwortung der Pflegeberufe, Freiburg 1998.
Dörner, D.; Plog: Irren ist Menschlich. Lehrbuch der Psychiatrie/Psychotherapie. Psychiatrie Verlag, Bonn 1984 (8. Aufl).
Domnowski, M.: Burnout und Streß in Pflegeberufen. Brigitte Kunz Verlag, Hagen 1999.
Dürrmann, P. u. a.: Besondere stationäre Dementenbetreuung. Vincentz Verlag, Hannover 2001.
Dürrmann, P.: Leistungsvergleich vollstationäre Versorgung Demenzkranker. In: Altenheim 4/2000.

Füsgen, I.: Der ältere Patient in der Hausarztpraxis. Urban&Vogel, München 1999.

Funcke, St.: Konzeptentwicklung zur Errichtung eines Snoezelen-Raumes. Unveröffentlicht, Magdeburg 2001.

Funk, J.: Dienstplangestaltung. Vincentz Verlag, Hannover 1998.

Grond, E.: Die Pflege verwirrter alter Menschen. Lambertus Verlag, Freiburg 1996, 8. Auflage.

Grond, E.: Pflege Demenzkranker. Brigitte Kunz Verlag, Hagen 1998.

Häfner, H.: Psychische Gesundheit im Alter. Fischer Verlag, Stuttgart 1986.

Häfner, H.: Seelische Erkrankungen des höheren Lebensalter. Fischer Verlag, Stuttgart 1991.

Halek, M.: Wie misst man die Pflegebedürftigkeit? Schlütersche Verlagsgesellschaft, Hannover 2003.

Helmchen u. Kanowski: In: Mayer, K.; Baltes, P. (Hrsg): Die Berliner Altersstudie. Akademie Verlag, Berlin 1996.

Höft, B. u. a.: Empfehlungen für Leistungsstandards in der Gerontopsychiatrischen Pflege. Psychiatrie Verlag, Bonn 1999.

Huhn, S.; Kämmer, K.: Neue Wege in der Pflege älterer Menschen – Werkstattheft Deutscher Berufsverband für Pflegeberufe 1997.

Hulsegge, J.; Verheul, A.: Snoezelen – Eine andere Welt. Lebenshilfe Verlag, Marburg 2001.

Ivemeyer, D.; Zerfaß, R.: Demenztests in der Praxis. Ein Wegweiser. Urban&Fischer, München 2002

Junkers, G.: Klinische Psychologie und Psychosomatik des Alterns. Schattauer Verlag, Stuttgart 1995

Kitwood, T.: Demenz. Der personenzentrierte Ansatz im Umgang mit verwirrten Menschen. Huber Verlag, Göttingen 2000.

Klie, T.: Wohngruppen für Menschen mit Demenz. Vincentz Verlag, Hannover 2002.

Koch-Straube, U.: Fremde Welt Pflegeheim. Huber Verlag Bern 1997.

Kolbe, Ch.: Nahrungsverweigerung bei Demenzkranken, Mabuse Verlag, Frankfurt a. M. 2003.

Köther, I.: Altenpflege in Ausbildung und Praxis. Thieme Verlag, Stuttgart 2000.

Kuratorium Deutsche Altershilfe: Kleine Datensammlung Altenhilfe, Köln 2003.

Landespflegeausschuß des Freistaates Sachsen: Gerontopsychiatrische Pflege und Betreuung im Freistaat Sachsen. 2000.

Lepthin, T.: Guter Wille allein reicht nicht. Psychosoziale Arbeitshilfen, Band 8. Psychatrie-Verlag, Bonn 1998.

Lind, S.: Eine Wohn- und Lebenswelt für Demenzkranke schaffen. In: doppelpunkt Wohnen, Februar 2002.

Narten, R.: Wohnbiographien als Grundlage einer bedürfnisgerechten Wohnraumplanung. Forum 15. Kuratorium Deutsche Altershilfe, Köln 1991.

Popp, I.: Pflege dementer Menschen. Kohlhammer Verlag, Stuttgart 1999.

Pöschl, R.: Hilfen im Umgang mit an Demenz erkrankten Menschen In: Weitwinkel 2/3, hrsg. vom Wohlfahrtswerk Baden-Würtemberg, Stuttgart 2000.

Regouin, W.: Supervision. Ullstein Medical, Wiesbaden 1999.

Schaller, A.: Umgang mit chronisch verwirrten Menschen. Brigitte Kunz Verlag, Hagen 1999.

Schädle-Deininger, H.: Pflege, Pflege-Not, Pflege-Not-Stand. Mabuse Verlag, Frankfurt 1994.

Schindler, U.: Die Pflege demenziell Erkrankter neu erleben. Vincentz Verlag, Hannover 2003.
Schmitt, E. M.; Wojnar, J.: Leitlinien zum Umgang mit Verwirrten, Vincentz Verlag, Hannover 1999.
Schoenfeld-Schotte, E.: Insel der Ruhe. In: Altenpflege 1996 (21).
Schröder, B.: Altwerden heute. In: Kämmer, K.; Schröder, B.: Pflegemanagement in Alteneinrichtungen. 3. Aufl., Schlütersche Verlagsgesellschaft, Hannover 1998.
Schweizer Alzheimervereinigung: Angehörige von Demenzkranken erzählen. Yverdon 1999.
Sutter, M.: Small World. Hanser Verlag, Zürich 1997.
Tackenberg, P.; Abt-Zegelin, A.: Demenz und Pflege. Mabuse Verlag, 2. Auflage, Frankfurt a. M. 2001.
Trilling, A. u. a.: Erinnerungen pflegen. Vincentz Verlag, Hannover 2001.
Waselewski, M.: Betriebliche Gesundheitsförderung – Eine Bestandsanalyse der sozialen und gesundheitlichen Situation von Mitarbeitern im Altenheim – Manual zur Entwicklung eines gesunden Altenheimes als Dienstleistungsunternehmen und Arbeitgeber durch Organisationsentwicklung und Projektmanagement. unveröffentlicht, Magdeburg 1998.
Waselewski, M.: Demenz in Altenpflegeheimen. Schlütersche Verlagsgesellschaft, Hannover 2002.
Waselewski, M.: Herausforderung Demenz. Schlütersche Verlagsgesellschaft, Hannover 2002.
Waselewski, M.: Konzeptionelle Ansätze für die Pflege, Betreuung und Therapie älterer Menschen mit Erkrankungen des ZNS. unveröff Manuskript 2000.
Winkler-Allhoff, P.: Angehörigenarbeit. Unveröffentlichtes Manuskript, September 2001.
Vincentz Verlag: Tagungsunterlagen »Vom Experiment zum Trend«, Freiburg 2000
Vollmer, R. u. a.: Pflege-Qualitätssicherungsgesetz. Remagen, Leipzig 2000.
Voss, H.: Personalorganisation. Vincentz Verlag, Hannover 1999.
Zimber, A.; Weyerer, S.: Stress in der stationären Altenpflege. KDA Reihe »Vorgestellt« Nr. 64, Köln 1998.

Die Autoren

Carola Utecht (39), Ausbildung als Krankenschwester (1981–1984), berufsbegleitende Ausbildung als Wohnbereichsleiter (1996–1998) sowie berufsbegleitende Ausbildung als Pflegedienstleiterin (2000–2002) im Meinwerkinstitut Paderborn. Von 1984 bis 1996 tätig als Krankenschwester in der stationären Altenpflege, seit 1996 Pflegedienstleiterin im St. Vinzenz Altenheim in Zörbig.

Elisabeth Kasten (48), Ausbildung als Ingeneurökonom (1975–1978), berufsbegleitende Ausbildung als Heimleiterin (1994–1996) im Meinwerkinstitut Paderborn. Seit 1992 Heimleiterin im St. Vinzenz Altenheim in Zörbig.

Marcus Waselewski (30), Studium der Medizin und Gesundheitsmanagement (1992 bis 1998), berufsbegleitende Ausbildung zum Heimleiter (1999–2001) im Meinwerkinstitut in Paderborn, seit 1998 Stabsreferent und Fachreferent für die Altenhilfe bei der Caritas-Trägergesellschaft St. Mauritius gGmbH in Magdeburg. 2001–2003 Heimleiter einer stationären Altenhilfeeinrichtung. Seit 2002 Dozent an einer Altenpflegeschule.

Register

10-Minuten-Aktivierung 52

Akutsituationen,
    Handlungsanweisungen für 38
Alltagsgestaltung 52
Angehörige 60, 63 f.
–, -(n)arbeit 91
Arbeitshilfen, gerontopsychiatrische
    93, 37 f.
Aufenthaltsräume 41
Ausstattung 39
Ausweichmöglichkeiten,
    für Pflegekräfte 56

Basale Stimulation 54
Bedürfnispyramide 11
Bedürfnisse 11
Beschäftigung 16
Besprechungen 56
Bewohnerzimmer 40
Bezugspflege 51 f.
Bindung 15
Biografie 50
–, -arbeit, Fragebogen 77 ff.

COHEN-MANSFIELD-
    AGITATION-INVENTORY 121 f.

Demencia seniles 18
Demenz 13, 17
–, vaskuläre 17, 19
–, primäre 18
–, sekundäre 19
–, -erkrankung, Diagnostik 18 ff.
Depression 20, 27
Diagnosegruppen 22
Diagnosen, gerontopsychiatrische 22 ff.
Diagnosetypen 22
Dienstübergaben 56

Ehrenamtliche 62
–, Schulung 92
Einbeziehung 15

Ergotherapie 55
Erkrankungen, demenzielle 17

Fallbesprechungen 55 f.
Fehlhandlungen,
    sozial problematische 23, 24, 38
Finanzplanung 85
Fort- und Weiterbildung 62
Fortbildungsbedarf 62

Garten 41
Gefährdung 23, 38
Gemeinschaftsräume 41
Grundbedürfnisse 12

Handlungsgrundsätze 37
Hauswirtschaft 56
Hirnleistungsschwäche 17
Hirnleistungsstörung 17

Identität 16
Insuffizienz, zerebrale 17

Kommunikationsstrukturen 60 f., 86
Küche 56

Leistungsspektrum 37 ff.
Leistungsstandards, gerontopsychiatrische
    24 ff.

Milieugestaltung 42, 44 f.
Mini-Mental-Status-Test 114 f.
Mitarbeiter, ehrenamtliche 60
Mitarbeiterschulung 92
Morbus Alzheimer 17
Multiinfarkt-Demenzen 19

Nachbarn 61
Nachtbetreuung 52
Nichthandlungen 38
Normalitätsprinzip 51
NOSGER 119 f.

Register

Orientierungshilfen 42

Personalplanung 45 f.
Personsein 13
Pflegebedarf, gerontopsychiatrischer 21
Pflegedokumentation 39
Pflegeleistungen 37
Pflegeprobleme,
 gerontopsychiatrisch bedingte 26
Pflegeprobleme,
 gerontopsychiatrische 9
Pflegeprozess 50 f.
Pflegestandard 24
Pflegestufen 21
Problembereiche 23
Prozesse, demenzielle 17
Prozessqualität 66
Psychodemenz 19
Psychosyndrom, hirnorganisches 17

Qualität 65
–, -(s)entwicklung 65 f.
–, -(s)management 65
–, -(s)managementsystem 65
–, -(s)sicherung 65

Reinigung 58

Selbststörung 23, 24, 38
Snoezelen 54
Sozial- und Pflegeaspekt 49
St. Vinzenz Altenpflegeheim 29
Störungen, depressive 26
Störungen, wahnhafte 26
Störungsbilder, demenztypische 27
Supervision 67
Syndrom, chronisch zerebrales 17
Syndrom, psychoorganisches 17

Tagesablauf 59
Trost 15

Validation, integrative 53
Verhaltensauffälligkeiten, Erfassungsbogen
 116 ff.
Versorgung, hauswirtschaftliche 37
Verwirrtheit 17

Wachphase 26
Wahn 26
Wäsche 58
Weglauftendenz 26
WHO 17

Zerebralsklerose 17
Zustandsbilder, demenzähnliche 19

Marcus Waselewski

Demenz in Altenpflegeheimen

Studie zur Bewohnerstruktur im Hinblick
auf gerontopsychiatrisch bedingte Pflegeprobleme

pflege kolleg
2002. 76 Seiten, 11 Grafiken, 12 Tabellen,
14,8 x 21,0 cm, kartoniert
ISBN 3-87706-692-5
€ 12,90 / sFr 21,90

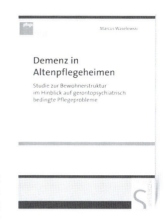

Gerontopsychiatrische Pflegeprobleme dominieren schon heute den Pflegealltag. In naher Zukunft werden sie es noch stärker tun. Für diese Studie wurde eine pflegeaufwandsbezogene Erhebung durchgeführt. Der Assessmentbogen dazu entstand in Zusammenarbeit mit den Pflegedienstleitungen der beteiligten Altenheime. Die Ergebnisse geben zum ersten Mal einen Überblick über demenzielle Erkrankungen in Altenpflegeheimen. Der Autor beleuchtet gerontopsychiatrische Pflegeprobleme und bietet Argumentationshilfen für die Pflegesatzverhandlungen.

»Die ›Studie zur Bewohnerstruktur im Hinblick auf gerontopsychiatrisch bedingte Pflegeprobleme‹ gibt zum ersten Mal einen Überblick über demenzielle Erkrankungen in Altenpflegeheimen.«
Pflege intern

»Für alle, die mit Kostenträgern über Pflegesätze zu verhandeln haben, ist die Lektüre dieses Buches hilfreich.«
Altenpflegerin & Altenpfleger

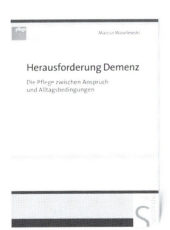

Marcus Waselewski

Herausforderung Demenz

Die Pflege zwischen Anspruch und Alltagsbedingungen

pflege kolleg
2002. 80 Seiten, 14,8 x 21,0 cm, kartoniert
ISBN 3-87706-708-5
€ 13,90 / sFr 23,90

Marcus Waselewski zeigt, wie Pflegekräfte die Anforderungen des Alltags im Umgang mit Dementen bewältigen können, ohne den Anspruch der Nächstenliebe zu vernachlässigen.
Der Autor untersucht die Rahmenbedingungen, unter denen Pflegekräfte heute in der »Dementenpflege« arbeiten müssen: administrative Verpflichtungen, Grundlagen für die Entwicklung eines Pflegeleitbildes, praktische Umgangsformen mit Demenzkranken und Ansätze zu ihrer Begleitung. Ein hilfreiches, praxisnahes Buch für die aktuelle Pflegesituation.

»Dieses praxisnahe Buch für die aktuelle Pflegesituation zeigt, wie Pflegekräfte die Anforderungen des Alltags im Umgang mit Dementen bewältigen können, ohne den Anspruch der Nächstenliebe zu vernachlässigen.«
Hospital Management Forum – competence

Stand Juni 2004. Änderungen vorbehalten.

schlütersche

Caritasverband Magdeburg (Hrsg.)

Altenpflege im Dialog – ein Werkheft

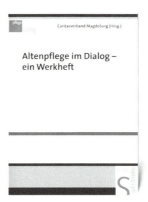

pflege kolleg
2003. 196 Seiten, 14,8 x 21,0 cm,
kartoniert
ISBN 3-87706-748-4
€ 16,90 / sFr 28,90

Dieses Buch ist eine Sammlung der verschiedensten Aspekte der Altenpflege. Es vereint Beiträge von Autorinnen und Autoren, mit denen der Caritasverband Magdeburg zusammen gearbeitet, diskutiert und nachgedacht hat.

Der erste Teil untersucht die professionellen Kompetenzen in der beruflichen Altenpflege. Der mittlere Abschnitt stellt ausgewählte Aspekte des beruflichen Handelns vor. Der dritte Teil dokumentiert Hintergrundarbeiten und Studien zur Altenpflege.

Das Werkheft vermittelt Grundlagenwissen und stößt Diskussionen an, um den Dialog in der Altenpflege zu fördern.

Aus dem Inhalt
- Der pflegerische Dialog braucht Fachlichkeit
- Grundlagen einer Pflegeethik
- Vermittlung zwischen Welten
- Das Professionelle des Nicht-Professionellen
- Pflegemodelle
- Atempause
- Die Entwicklung von Sozialkompetenz bei der Leitungsqualifizierung
- Zufriedenheit im Altenpflegeheim
- Veränderungen steuern
- Depressionen im Alter
- Tod und Sterben
- Lernzielplanung

Die Autoren
Zu den Autoren gehören Dozenten, Leiter von Altenpflegeheimen, Referenten sowie Mitarbeiter im Diözesancaritasverband Magdeburg.

Stand Juni 2004. Änderungen vorbehalten.

schlütersche